외래에서 바로 통하는 항생제 처방 가이드

감염 진료 매뉴얼

Hideaki Oka
이 재 갑 감수

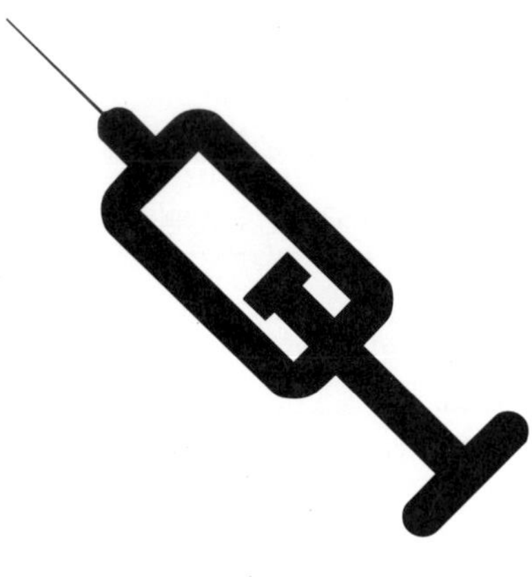

신흥메드싸이언스

Platinum Manual of Infectious Disease, First Edition
by Hideaki Oka
ISBN 978-4-89592-813-7

이 재 갑
고려대학교 의과대학 졸업
고려대학교 대학원 의학과 내과학 박사
2015년 1-3월 에볼라 긴급구호대
2015년 6-7월 메르스 즉각대응팀
현) 한림대학교 강남성심병원 감염내과 교수

외래에서 바로 통하는 항생제 처방 가이드

감염 진료 매뉴얼

발　　행　2018년 1월 10일
지 은 이　Hideaki Oka
감　　수　이 재 갑
발 행 인　홍 성 혁
발 행 처　신흥메드싸이언스
편　　집　정 민 지
디 자 인　박 은 경
주　　소　서울시 영등포구 양산로 53, 501호 (양평동 3가)
등록번호　제318-2007-000077호
전　　화　02-2165-8670
팩　　스　02-2165-8675
홈페이지　www.shmed.co.kr
I S B N　978-89-6498-059-0　93510
정　　가　28,000원

● 감수의 글

감염내과 의사를 시작한 지 벌써 10년이 되어가고 있고, 항생제에 대하여 나름대로 공부를 열심히 했다고 자부하지만, 아직도 외래에서나 병동에서 처방할 때마다 쉽지 않다는 생각을 합니다. 환자의 진단, 상태, 중증도에 따라서, 지역사회 또는 병원에서 발생하였는지에 따라서, 경구로 시작할지 주사로 시작할지까지. 여러 고민 속에서 가장 나은 항생제 처방이 되도록 노력하지만 시간이 지나서 다시 돌이켜보면 더 나은 방법은 없었을까를 생각해 봅니다.

주변을 돌이켜보면 우리가 외래 혹은 병동에서 항생제 처방을 할 때 참고할 만한 책들이 별로 없었다는 생각이 듭니다. 특히 교과서나 가이드라인은 많이 나오고 있지만 이런 책들을 정리해서 실전에 바로 적용할 수 있는 책은 많지 않았습니다.

이 책을 감수하면서 느꼈던 점은 이 책을 쓴 일본의 저자도 내가 한국에서 고민하던 것과 똑같은 것을 고민을 하고 있었고 그래서인지 동병상련의 마음을 품고 열심히 책을 넘겨 보았던 것 같습니다. 일본과 한국의 처방 환경이 다르기 때문에 발생하는 약간의 차이는 되도록이면 한국적인 상황에 맞도록 조정하였고 항생제 용량도 되도록이면 한국의 허가사항에 맞추기 위하여 노력하였습니다.

이 책의 감수에 같이 노력해준 강남성심병원 감염내과의 박진주 선생님과 최영균 선생님께 감사의 마음을 전합니다.

이 책이 진료 현장에서 항생제 사용의 고민을 조금이라도 덜어주는 책이 되길 기원합니다.

2017년 12월에

한림대학교 강남성심병원
감염내과 이재갑

● 추천사

하루에 통독할 수 있으며 몇 번이라도 사용할 수 있는 『감염증 플래티넘 매뉴얼: 감염 진료 매뉴얼(번역서)』

플래티넘(백금, pt)은 'Wikipedia'에 의하면, 금과 함께 화학적으로 매우 안정된 물질이며, 금과 같이 왕수(aqua regia) 이외에는 녹지 않는다고 되어있다. 심지어 미생물검사에서 빠지지 않는 백금고리(platinum loop)의 재료이기도 하다. 이러한 지식은 본서와는 관계없지만 의미를 생각하면 필자의 의도와 상관없이 본서를 '감염 플래티넘 매뉴얼(번역서: 감염 진료 매뉴얼)'이라 부르기에 어울린다고 생각한다.

2014년 9월에 감염증 바이블이라고 할 수 있는『Mandell』의 제8판이 출판되었으며, 이듬해 3월에는 青木眞선생의『레지던트를 위한 감염증 진료 매뉴얼 제3판』(의학서원)이 출판되었다. 현재는 임상 감염에 대한 좋은 책들과 읽을 만한 글이 연이어 출판되고 있다. 얼마 전까지만 해도 '풀 한 포기 나지 않은 황무지'였던 것과 비교하면 매우 큰 변화이다.

이제 필요한 것은 'positioning'이다. Cephem이나 carbapenem의 곁사슬을 만진 것만으로 '여기에도 좋지만 저기에서도'와 같은 '위치를 알 수 없는 텍스트'는 사용하기 어렵다. 어디선가 본듯한 감염증 책이나 잡지의 특집은 이제 살아남을 수 없다.

본서『감염증 플래티넘 매뉴얼』은 명쾌하다. 초기의 레지던트가 구급외래나 병동에서 사용하거나 사용할 법한 정보만을 모아 간략하게 요점만 정리되어 있다. 논란이 많은 주제는 모두 버리고 상황에 맞는 방법을 제시하는 매뉴얼다운 매뉴얼이다. 걸러내고 걸러냈기에 경구 제3세대 cephem계와 같이 연구의가 거의 사용하지 않는 약은 확실하게 버리고, 항인플루제에 대해서도 총망라하지 않았다.

큰 사이즈의 교과서는 '(책상 위에서) 고민될 때 열어보는 책'이라면 포켓 사이즈 매뉴얼은 '고민하기 전에 열어보는 책'이다. 전자는 주머니에 들어가지 않지만 후자는 주머니에 들어가는 크기이다. 통독하기에도 간단하고 나중에 필요한 부분만 펼쳐서 알아보는 것도 간단하다. '오른쪽 주머니에 『Pocket Medicine(내과 pocket reference)』~왼쪽 주머니에는 풍선껌♪이 아닌 『감염 진료 매뉴얼』'로 레지던트라도 그럭저럭 기능할 수 있을 것이다. 정치적으로 말하자면 『워싱턴 매뉴얼』이라고 해야 알맞을지도 모르지만 그것은 주머니에 들어가지 않는다.

옛날의 작은 매뉴얼 책은 심각했었다. 뒷면에는 제약 회사와 항균제의 상품명이 기재되어, (세파졸린 등으로 치료해야 하는) MSSA 감염증의 치료에 '○○®'라는 광범위 항균제가 상품명으로 추천됐었다. 그것을 회사의 MR이 무료로 레지던트에게 나눠주었다. 노발대발한 나는 레지던트들에게서 그 책을 빼앗아 쓰레기통에 던져 넣었다. 만약 나의 스승이었다면 레지던트들에게 던졌을지도 모른다. 무료로 나눠주는 대부분의 책자에는 제대로 된 글이 실려있지 않다. 돈으로 사서 읽을 정도의 내용이 없으므로 회사에서 배부하여 부수를 올리려는 것이다. 무료로 나눠주는 가이드라인이라면 몰라도 유료인 책을 MR이 나눠주는 것은 판촉, 아니 반칙이다.

교과서는 자신의 돈으로 사야 하는 것이다. 레지던트는 자신이 지불한 돈의 가치만큼 신중하게 공부해야 한다. 시대에 맞지 않는다고 말할지는 몰라도 레지던트가 이 부분에 대해서는 응석을 부리면 안 된다고 생각한다.

지금은 감염증에 대한 책이 많이 출판되어 레지던트들에게는 안타깝지만 여러 책들을 사서 읽어야 한다. 그렇지만 선택지가 없었던 레지던트들이 훨씬 안타깝다. 행복하다고 생각하고, 많이 공부했으면 한다.

Iwata Kentaro
고베대학대학원 의학연구과·의학부
미생물 감염증학 강좌 감염치료학 분야 교수

● 서문

10년간 감염증을 공부하는 환경은 크게 달라졌다. 좋은 내용의 번역서, 매뉴얼, 안내서가 출판되어 처음 공부하는 학생들에게 어떤 책을 읽으면 좋을지에 대해 자주 질문을 받는다.

본서는 필자가 과거에 근무했던 대학병원, 연수병원에서 의뢰를 받아서 강의를 했던 때, 사전 배포한 자료를 기반으로 하였다. 얼마 지나지 않아서 근무했던 병원 내 소책자 매뉴얼로 배부하게 되었고, 사용하기 편하여 출판에 대한 이야기가 진행되었다. 당초에는 『Sanford 감염증 치료 가이드』를 비롯한 많은 일본어 서적이 있어서 그다지 출판에 의의를 느끼지 못했다. 그런데 해외에는 감염증의 매뉴얼로 『Sanford』이외에도 Cunha의 『Antibiotics Essentials』나 『Johhns Hopkins ABX Guide』등이 있다. 개인적으로는 『ABX Guide』를 좋아하지만 『Antibiotics Essentials』나 『Sanford』를 좋아하는 사람도 있을 것이다. 이처럼 매뉴얼이 여러 가지가 있어도 좋지 않을까하고 생각하여 출판하게 되었다.

본서와 다른 책의 차이점과 특징은 무엇일까?

첫 번째는 작으면서 시중 병원에서 기본 감염증 진료에 대해 필요한 정보를 충분히 갖고 있는 것이다. 포켓 사이즈를 고집하는 기존의 매뉴얼보다 항목을 충실하게 채웠다.

다음으로는 현장에서 바로 도움이 된다는 것이다. 각 항균제의 투여량, 임신부 투여 여부, 주의점을 바로 알 수 있도록 표시했다. 그리고 핵심 포인트는 필자가 좋아하는 『Johns Hopkins ABX Guide』와 같이 항균제, 미생물, 장기병태별로 정리한 것이다. 이 순서는 처음에 제시한 '감염증 진료의 8대 원칙'에 따라 감염증 진료를 하면 유용할 것이다.

쓸모 없거나 부족한 부분, 독자들에게 지적받고 스스로 고쳐야 하는 부분도 많이 있을 것이라고 생각하고 있지만, 도쿄의 '백금'인 다카나와다이에 있는 시중 병원에서 사용되는 감염증 매뉴얼이 전국의 감염증 진료에 참고가 되어 많은 독자가 읽는 것만으로 연마되어 플래티넘과 같이 반짝일 수 있다면 가장 기쁠 것이다.

2015년 3월
자택맨션에서 다카나와다이의 빛나는 경치를 바라보며
Hideaki Oka

● 약제 약어일람

• 약어는 일본화학요법학회의 '항균화학요법용어집'을 참고로 했는데 '★' 표시가 있는 약어는 해당하지 않는다.

• 약어의 원어와 일반명의 원어가 다른 경우 영문 스펠링을 '약어의 원어 스펠링(일반명의 원어 스펠링)'으로 표기하였다.

약어	일반명	영문 스펠링
5-FC	플루시토신	5-fluorocytosine (flucytosine)
ABPC	암피실린	aminobenzylpenicillin (ampicillin)
AMK	아미카신	amikacin
AMPC	아목시실린	aminohydroxybenzylpenicillin (amoxicillin)
AMPH★	암포테리신 B	amphotericin B
AZM	아지트로마이신	azithromycin
AZT	아즈트레오남	aztreonam
CAM	클래리트로마이신	clarithromycin
CAZ	세프타지딤	ceftazidime
CEX	세팔렉신	cephalexin
CEZ	세파졸린	cefazolin
CFPM	세페핌	cefepime
CL	콜리스틴	colistin
CLDM	클린다마이신	clindamycin
CMZ	세프메타졸	cefmetazole
CP	클로람페니콜	chloramphenicol
CPFX	시프로플록사신	ciprofloxacin
CPR	세프피롬	cefpirome
CTM	세포티암	cefotiam
CTRX	세프트리악손	ceftriaxone

약어	일반명	영문 스펠링
CTX	세포탁심	cefotaxime
CVA	클라불란산	clavulanic acid
DAP	뎁토마이신	daptomycin
DOXY	독시사이클린	doxycycline
EM	에리트로마이신	erythromycin
F-FLCZ	포스플루코나졸	fosfluconazole
FLCZ	플루코나졸	fluconazole
FOM	포스포마이신	fosfomycin
GM	겐타마이신	gentamicin
IPM	이미페넴	imipenem
ITCZ	이트라코나졸	itraconazole
L–AMPH*	암포테리신 B (리포좀 제제)	liposomal amphotericin B
LVFX	레보플록사신	levofloxacin
LZD	리네졸리드	linezolid
MCFG	미카판긴	micafungin
MEPM	메로페넴	meropenem
MFLX	목시플록사신	moxifloxacin
MINO	미노사이클린	minocycline
MNZ	메트로니다졸	metronidazole
PCG	벤질페니실린	penicillin G (benzylpenicillin)
PIPC	피페라실린	piperacillin
RFP	리팜피신	rifampicin
SBT	설박탐	sulbactam
SM	스트렙토마이신	streptomycin
ST	메토프림–설파메톡사졸	sulfamethoxazole–trimethoprim

약어	일반명	영문 스펠링
TAZ	타조박탐	tazobactam
TC	테트라사이클린	tetracycline
TEIC	테이코플라닌	teicoplanin
VCM	반코마이신	vancomycin
VRCZ	보리코나졸	voriconazole

● 약어 일람

ACE	안지오텐신전환효소(angiotensin converting enzyme)
ADA	아데노신탈아미노효소(adenosine deaminase)
ALP	알칼리인산분해효소(alkaline phosphatase)
ANCA	항 중성구세포질항체(anti–neutrophil cytoplasmic antibody)
BLNAR	β–lactamase–negative, ampicillin–resistant *Haemophilus influenzae*
CD	클로스트리듐 디피실(*Clostridium difficile*)
CDI	클로스트리듐 디피실 감염(*Closridium difficile* infection)
CMV	거대세포바이러스(cytomegalovirus)
CNS	코아귤라제 음성 포도알균(coagulase–negative *Staphylococcus*)
COP	특발성 기질화 폐렴(cryptogenic organizing pneumonia)

COPD	만성폐쇄성 폐질환(chronic obstrucive pulmonary disease)
CPK	크레아틴인산활성효소(creatine phosphokinase)
DRSP	drug–resistant *Streptococcus pneumoniae*
DVT	심부정맥혈전증(deep vein thrombosis)
EBV	엡스타인–바바이러스(Epstein–Barr virus)
eGFR	사구체 여과 속도 추정(estimated glomerular filtration rate)
ESBL	extended spectrum β–lactamases
FDA	미국식품의약국(Food and Drug Administration)
G-CSF	과립구집락자극인자(granulocyte colony–stimulating factor)
GDH	글루코오스데히드로게나제(포도당탈수소효소, glucose dehydro-genase)
GE	generics
HAP	병원성폐렴(hospital–acquired pneumonia)
HCAP	의료기관 관련 폐렴(healthcare–associated pneumonia)
HSV	단순헤르페스바이러스(herpes simplex virus)
HUS	용혈요독증후군(hemolytic uremic syndrome)
ICT	감염대책팀(infection control team)

IgM	면역글로불린 M(immunoglobulin M)
IRIS	면역재구성염증증후군(immune reconstitution inflammatory syndrome)
MIC	최소발육저지농도(minimum inhibitory concentration)
MERS	중동호흡기증후군(middle east respiratory syndrome)
MRCNS	메티실린내성 코아굴라아제 음성 포도상알균(methicillin–resistant coagulase–negative *Staphylococcus*)
MRSA	메티실린내성 황색포도상알균(methicillin–resistant *Staphylcoccus aureus*)
MRSE	메티실린내성 표피포도상알균(methicillin–resistant *Staphylococcus epidermidis*)
MSSA	메티실린 감수성 황색포도상알균(methicillin–susceptible *Staphylococcus aureus*)
LDH	젖산탈수소효소(lactate dehydrogenase)
NPPV	비침습양압환기(noninvasive positive pressure ventilation)
NSAIDs	비스테로이드항염증제(nonsteroidal anti–inflammatory drugs)
PCR	중합효소연쇄반응(polymerase chain reaction)
PID	골반염증질환(pelvic inflammatory disease)
PISP	페니실린 중등도 내성 폐렴알균(penicillin intermediate–resistant *Streptococcus pneumoniae*)

PRSP	penicillin–resistant *Streptococcus pneumoniae*
PSSP	penicillin–susceptible *Streptococcus pneumoniae*
RF	rheumatoid factor
RS 바이러스	respiratory syncytial virus
SBP	특발성세균성 복막염(spontaneous bacterial peritonitis)
SIRS	전신염증반응증후군(systemic inflammatory response syndrome)
SSSS	포도알균성열상피부증후군(staphylococcal scalded skin syndrome)
TB	결핵(tuberculosis)
Tdap	tetanus, diphtheria, acellular pertussis
TP	총단백량(total protein)
TPN	완전비경구영양법(total parenteral nutrition)
VAP	기계환기 관련 폐렴(ventilator–associated pneumonia)
VRE	반코마이신 내성 장알균(vancomycin–resistant *Enterococcus*)

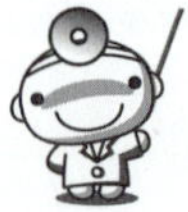

차 례

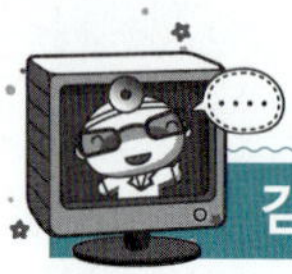

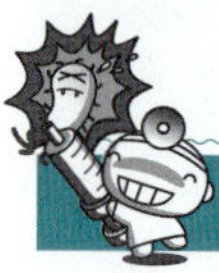

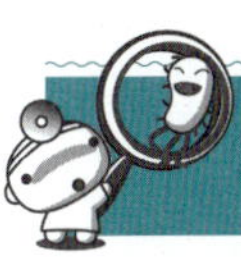

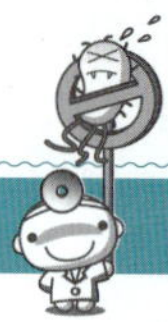

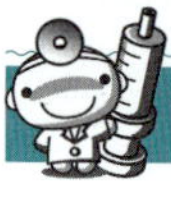

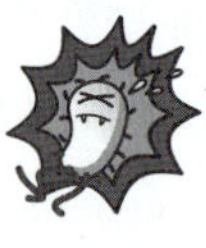

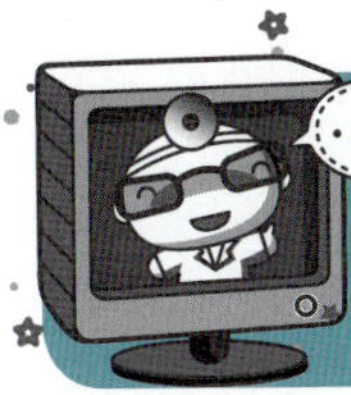

감염증 진료 8대 원칙

1. 발열, CRP 상승만을 근거로 항균제를 사용하지 않는다

환자의 정보를 확인하고 감염 장기, 원인 미생물을 예상하여 선택한다. 앞서 말한 정보를 말할 수 있으면 처음부터 적절한 항균제 치료가 가능하게 된다. 예를 들어, 기초 질환이 아닌 지역사회 획득폐렴이라면 폐렴사슬알균, Hib, 젊은 여성의 신우신염이라면 대장균, 병원 내 카테터 삽입으로 인한 요로감염이라면 녹농균, 세라티아(*Serratia*), 엔테로박터(*Enterobacter*), 시트로박터(*Citrobacter*), 장알균이 타깃이 된다. 요로감염이라면 뉴퀴놀론(new quinolone)계, 중증이라면 카바페넴(carbapenem)계, 담낭염이라면 세포페라존·설박탐 등과 같은 단락적인 사고방식도 적절하지 않다. 예를 들어, 감수성이 좋은 대장균으로 인한 신우신염이라면 제1, 2세대 cephem계로 치료할 수 있다. 중증이라도 쯔쯔가무시병이라면 미노사이클린(minocycline), A군사슬알균이라면 벤질페니실린(benzylpenicillin, PCG), 장알균에 관여하는 담관염에서 cephem계는 투과성이 좋아도 효과가 없다.

2. 지역사회 감염과 의료기관 관련 감염을 구별하자

일반적인 지역사회 감염은 카바페넴계, 항녹농균 cephem계 등이 필요하지 않은 경우가 많다.

하지만, 의료관련 감염은 녹농균 등을 커버해야 할 필요가 있기 때문에 항녹농균 cephem계, 카바페넴계, 반코마이신을 시작하는 것이 적절한 경우도 있다.

3. 항균제를 투여하기 전 그람염색을 하여 배양검사 표본을 채취한다

패혈증이 의심되는 경우(발열에 상관없이) **혈액배양은 꼭 두 세트를 채취한다**. 위치를 바꿔 두 번 채취하는 것이 두 세트이다.

그렇다고 아무렇게나 인두, 소변, 가래, 변 등에서 할 필요는 없으며, **감**

염이 예상되는 장기에서 배양 검체를 채취하면 된다.

그람염색을 이용하면 신속한 진단이 가능한 경우도 있다. 또한, 배양 결과(정착인가 원인균인가) 판단에 도움이 된다.

4. 항균제 투여량은 많은 편이 좋으며 PK/PD를 고려한다. 중추신경계(CNS), 안구 내, 전립선에는 투과성이 있는 것을 선택한다

어떠한 신장기능에서도 최초의 항균제 투여량은 같다. 이 책이나 『Sanford 감염증 치료 가이드』 등을 참조하여 신장기능과 간기능을 고려하여 추가 투여량이나 투여 간격을 결정한다. 일본의 약제 첨부 문서에 있는 처방량을 따르면 감수성의 결과대로 효력이 나타나지 않는 경우가 있다. β-lactam계는 하루 여러 차례 투여, 아미노글리코시드(aminoglycoside)계나 뉴퀴놀론계는 대부분의 경우에 1일 1회 투여가 권장되고 있다.

5. 효과 판정에서 발열, CRP에 너무 의존하지 않는다. 장기특이적 파라미터를 추적한다

폐렴이라면 호흡 상태와 혈액가스의 개선, 요로감염이라면 요백혈구의 개선 등의 파라미터를 추적한다. CRP는 경과 관찰에서는 참고만 하며 중증 감염증 진단, 중증도 판정에는 단독으로 사용하지 않는다(CRP가 3mg/dL이면 경증, 20mg/dL이면 중증이라고 하지 않는다).

6. 항균제 효과가 없다고 생각되면 바로 변경하지 말고 원인을 감별한다

항균제 효과가 없을 시 바로 추가, 변경하지 말고 우선은 농양 형성 여부를 감별한다(치료는 배액). 그 외에 감염병변이 있고(CDI, 폐렴의 경과 중 요로 감염이나 카테터 감염), 감염증이 아닌(종양, 약물열, 콜라겐병) 것 등을 감별한다.

7. 원인균이 판명된다면 경험적 치료로 원인균에 맞는 좁은 범위의 치료가 가능한 만큼 변경한다(de-escalation)

예를 들어 폐렴으로 카바페넴을 사용한 경우, PSSP라면 암피실린(ABPC)이나 PCG로, 요로감염으로 제4세대 cephem계 혹은 뉴퀴놀론계를 사용했던 경우, 원인균이 대장균이라면 제1, 2세대의 cephem계 등으로 변경한다. 효과가 있다고 해서 그 상태를 유지하면 안 된다. 원칙적으로 감수성인 미생물에 대해서도 오래 전부터 첫번째로 선택해오던

약제를 사용해야 한다. MIC의 대소는 비교하지 않는다[MIC에서의 판단이 필요한 것은 폐렴알균성 뇌수막염(*Pneumococcal meningitis*)이나 감염성 심내막염(infective endocarditis) 등으로 한정된다. 감염내과 전문의 외에는 MIC를 보지 않는 편이 무난하다].

8. 항균제 투여 기간은 CRP 음성화까지가 아니다. 감염 장기, 원인 미생물, 환자의 배경으로 결정된다

예를 들어, 감염성 심내막염은 4~6주, 골수염(osteomyelitis)은 6~8주와 같이 경험적 치료의 대략적인 기준이 정해져 있다. 폐결핵은 네 가지 약물 치료로 6개월, 결핵성 뇌수막염은 12개월, 패혈증은 10~14일, 농양은 길면 6주 이상이다. 해열, CRP 음성을 근거로 하는 항균제 투여 중지는 때때로 매우 길거나 짧다. 투여 기간에 대해서도 명확하지 않다면 감염내과 전문의와 상담한다.

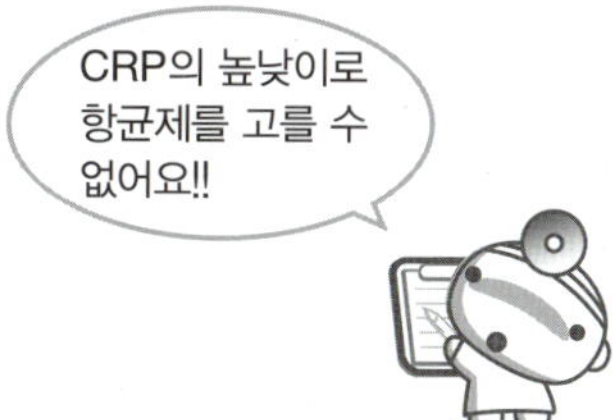

1

임신 중 약물 투여에 대한 위험 카테고리: FDA 기준

카테고리	기준
A	사람의 임신 초기에서 3개월 동안의 대조실험으로 태아의 위험성이 나타나지 않거나 그 후의 임신 기간 중에도 위험하다는 증거도 없는 경우.
B	동물 생식실험에서 태아의 위험성이 나타나지 않지만, 사람의 임신 중 대조실험은 실시되지 않은 경우. 또는 동물 생식실험에서 유해한 작용(또는 출생 수의 저하)이 나타났지만, 사람에게서는 임신 중 3개월의 대조실험에서 나타나지 않는 경우. 또한, 그 후의 임신 기간 중에도 위험성이 있다는 증거가 없는 경우.
C	동물 생식실험에서는 태아의 최기성, 태아 독성, 그 외의 유해작용이 있는 것을 증명하였으나 사람에 대한 대조실험이 이루어지지 않은 경우 또는 사람과 동물에 대해 실험을 실시하지 않은 경우. 여기에 해당되는 약물은 잠재적인 위험성보다 태아에게 더 큰 이익일 경우에만 사용한다.
D	사람의 태아에게서 확실한 위험성이 있다는 증거가 있지만, 임산부의 사용에 따라 이익이 위험성을 넘는 경우(예를 들어, 생명이 위험하거나 중증 질환으로 안전한 약물을 사용할 수 없을 때 또는 그 효과가 없어 어떻게 해서든 약물을 사용해야 하는 경우).
X	동물 또는 사람을 대상으로 한 실험에서 태아에게 이상이 나타나는 경우 혹은 사람에게 사용한 경험에서 태아에게 위험성이 증명된 경우. 또는 양쪽 모두 해당하는 경우로 이 항목에 해당하는 약물을 임산부에게 사용하면 이익을 상회하는 위험성이 나타나는 경우. 이 항목으로 분류되는 약물은 임산부 또는 임신 가능성이 있는 여성에게 금기 약물이다.

(浦部晶夫, 島田和幸, 川合眞一編. 今日の治療薬 2015. 東京: 南江堂, 2015. より)

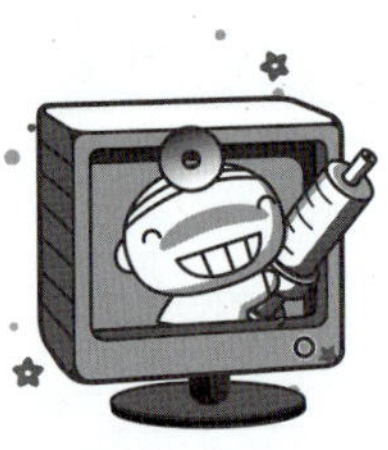

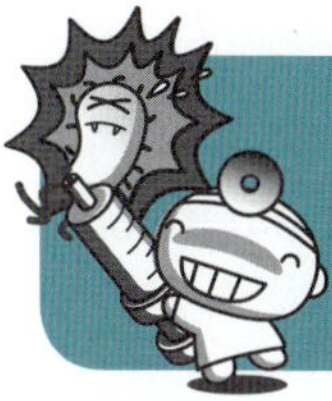

제1장 항균제

임상 효과나 적응력이 변하지 않는 항균제가 많기 때문에 여기에서는 전세계적 표준으로, 추천하는 항균제, 억제해야 하는 항균제에 대해서 다룬다.

필자는 실제 여기에서 다루는 약물만으로 감염증 전문진료를 하고 있다.

덧붙여, 투여 시

eGFR = (140-연령) x 이상체중 / 72 x 혈청크레아티닌
(여성의 경우 x 0.85)

에 따라 추가 투여량, 간격을 조정한다. 하지만 **처음에는 신장기능에 상관없이 보통량을 투여한다**.

▣ 페니실린(penicillin)계

추천 또는 주의해야 하는 약물

벤질페니실린(benzylpenicillin, PCG), 암피실린(ampicillin, ABPC), β-lactamase 억제제 배합 페니실린[암피실린·설박탐(ABPC/SBT), 타조박탐·피페라실린(tazobactam/piperacillin, TAZ/PIPC)]

- 페니실린계 항균제는 균의 세포벽 합성을 억제 작용을 하는 살균성의 항균성이다. 감수성이 있다면 아직도 매우 유효한 항균제이다.
- **부작용**으로는 과민 반응, 발열, 호산구 증가, 간질성 신장염, 중추신경 독성이 있으며 과민반응은 다른 페니실린과 교차 반응을 일으킬

가능성이 높다.

- 아나필락시스(anaphylaxis)와 같은 중증인 페니실린 과민 반응의 기왕력이 있는 경우, 빈도는 낮지만 제3세대 cephem계나 카바페넴계와 교차 반응이 있으므로 피하는 편이 무난하다. 모노박탐(monobactam)계 아즈트레오남(aztreonam, AZT)은 안전하게 사용할 수 있다.
- 중추신경독성(경련)은 신장기능장애 환자에게서 고용량 투여로 나타나는 경우가 있으므로 주의한다.

벤질페니실린(benzylpenicillin, PCG)

투여법: 점적

임신: B, 수유: 가능

범위와 특징:

- 사슬알균(*Streptococcus*), 폐렴알균(*Streptococcus pneumoniae*), 장알균(*Enterococcus*), 수막알균(*Neisseria meningitidis*), 혐기성 그람양성균(anaerobic gram-positive bacillus), 스피로헤타(spirochete).
- A군사슬알균(group A streptococci)을 비롯한 **사슬알균**에서 살균작용을 하며 일반적으로 내성은 생각하지 않아도 된다.
- 폐렴알균에서도 항균활성이 있지만, 페니실린의 감수성이 이전보다도 더 저하되어 있다. 그래도 PISP은 뇌수막염 외에는 페니실린을 충분히 투여하면 효과가 있다.
- 페니실린에 감수성이 있는 장알균에는 정균작용을 한다.
- 황색포도알균은 페니실린분해효소(penicillinase)를 생산하기 때문에 대부분이 내성이다.
- 그람음성균 중에서는 **수막알균**에 효과가 있으며 제1선택제이다.
- PCG는 많은 **클로스트리듐(*Clostridium*)**이나 **구강 내 혐기성균**(횡격막보다 상부)에는 유효하지만 bacteroides fragilis(횡격막보다 하부)에는 효과가 없다.
- 매독, 렙토스피라증(leptospirosis)으로 인한 스피로헤타에도 효과가 있다.
- 반감기가 짧기 때문에 4시간마다 정맥주사가 필요하지만 지속점적도 가능하다.
- 제1, 2기 매독의 제1선택제인 'benzathine penicillin G'는 일본에서는 구입하기 어려우므로 **매독 치료는 치료 경험이 있는 감염내과 전문의와 상담하는 것이 바람직하다.**

일반 투여량:
수막알균뇌수막염: 300~400만 IU를 4시간마다
폐렴알균폐렴: 200만 IU를 4시간마다

신장 기능장애 환자의 추가 투여량:

50≦eGFR(mL/min)<80	200만 IU를 4시간마다
10≦eGFR(mL/min)<50	200만 IU를 4시간마다
eGFR(mL/min)<10	50~200만 IU를 6시간마다
혈액투석 환자	50~200만 IU를 6시간마다 +투석 후 50만 IU 추가 투여

암피실린(ampicillin, ABPC)

투여법: 점적[경구도 있지만 아목시실린(amoxicillin, AMPC)을 사용해야 한다]
임신: B, 수유: 가능
생체이용률(bioavailability): 40%

범위와 특징:
- 장알균에 대한 제1선택제. PCG과 함께 리스테리아(*Listeria*), 감수성이 있다면 대장균, *Proteus mirabilis*, 살모넬라(*Salmonella*), Hib(*Haemophilus influenzae*)에 유효하다.
- PCG보다도 장알균에서의 항균활성이 높아지지만, 감염성 심내막염에서는 겐타마이신(gentamicin, GM)을 병용한다.
- **리스테리아**에도 효과가 있다.
- PCG의 항균 범위와 함께 **대장균**, *Proteus mirabilis*, **Hib**, **살모넬라**에서 유효하지만 내성균도 많기 때문에 이들은 원칙적으로 감수성이 판명되고 나서 사용한다.
- 경구 투여에서 ABPC은 소화관에서 흡수가 어려우므로 AMPC 사용이 바람직하다.

일반 투여량:
장알균 감염성 심내막염: ABPC 2g을 4시간마다+GM 1mg/kg 8시간마다

신장 기능장애 환자의 추가 투여량:

50≦eGFR(mL/min)<80	1~2g을 4~6시간마다
10≦eGFR(mL/min)<50	1~2g을 8시간마다
eGFR(mL/min)<10	1~2g을 12시간마다
혈액투석 환자	1~2g을 12시간마다(투석하는 날에는 투석 후 투여)

항녹농균 페니실린: 피페라실린(piperacillin, PIPC)

투여법: 점적

임신: B, 수유: 가능

범위와 특징:

- ABPC보다 녹농균을 포함하는 그람음성막대균(gram-negative bacillus)으로 범위가 확대하고 있다*.
- ABPC에 효과가 없는 그람음성균, **녹농균에 대해 항균활성**을 갖는 페니실린이다.
- 그람양성균이나 혐기균에 대해서는 PCG나 ABPC보다 우수한 경우는 없다.
- β-lactam계를 생산하는 황색포도알균(*Staphylococcus aureus*), Hib, 임균(*Gonococcus*), 모락셀라 카타랄리스(*Moraxella catarrhalis*)에는 효과가 없으며, 주술기 예방투여에서는 적절하지 않다.
- PIPC은 감수성인 녹농균이나 내성인 그람음성막대균에 해당하거나 또는 예상되는 경우에만 사용한다.
- 녹농균을 확실하게 치료하려고 하는 경우, 최고 용량의 항생제 사용을 고려한다.
- PIPC 녹농균에 대한 한계점(break point)는 MIC 16mg/dL 이하이다.

* 황색포도알균에는 효과가 없으므로 수술 전 예방에는 사용하지 않는다!

일반 투여량:

요로감염: PIPC 2g을 8시간마다

녹농균 폐렴: PIPC 4g을 8시간마다+GM 3mg/kg을 24시간마다

신장 기능장애 환자의 추가 투여량:

50≦eGFR(mL/min)<80	2~3g을 4~6시간마다
10≦eGFR(mL/min)<50	2~3g을 8시간마다
eGFR(mL/min)<10	2~3g을 12시간마다
혈액투석 환자	2g을 8시간마다+투석 후에는 1g 추가 투여)

β-lactamase 억제제 배합 페니실린: 암피실린/설박탐[ampicillin/sulbactam(ABPC/SBT)]

투여법: 점적

임신: B, 수유: 가능

타조박탐/피페라실린(tazobactam/piperacillin, TAZ/PIPC)

투여법: 점적

임신: B, 수유: 불명

범위와 특징:

- β-lactamase 억제제(SBT, TAZ)를 추가하여 β-lactamase 생산 구조에 따라 ABPC나 PIPC에 내성을 습득하는 균에 대해서 효과가 있다. **황색포도알균(MSSA)**, **Hib**, **모락셀라 카타랄리스**, **페니실린분해효소(penicillinase)를 생산하는 대장균이나 장내세균**, **박테로이디즈 프라질리스(*Bacteroides fragilis*)에 효과가 있다**. TAZ/PIPC는 ESBL(extended spectrum β-lactamases) 생산균에서도 사용될 수 있다.
- 특히 중요한 점은 황색포도알균(당연히 MRSA에도 효과 없음), 페니실린분해효소를 생산하는 그람음성균, 횡격막보다 아래의 **혐기성균(bacteroides) 감염증에서 ABPC이나 PIPC의 범위를 확대**시키는 점이다.
- 그러므로, 혐기성균에 관여하는 복강 내 감염, 흡인성 폐렴, 심부피하감염 등의 혼합감염에서 좋게 적응한다.
- 녹농균, 페니실린계 내성 그람음성막대균까지 막을 수 있는 경우는 TAZ/PIPC을, 그럴 필요가 없을 때는 ABPC/SBT을 선택한다.
- 녹농균이 PIPC에서 감수성으로 단독 감염되었다면 TAZ/PIPC에서 PIPC으로 변경하면 좋다.

일반 투여량:
지역사회 담도감염: ABPC/SBT 1.5~3.0g을 6시간마다
괴사성 근막염: TAZ/PIPC 4.5g+클린다마이신(clindamycin, CLDM) 600mg을 8시간마다

신장 기능장애 환자의 추가 투여량:

ABPC/SBT:

50≦eGFR(mL/min)<80	1.5~3.0g을 6시간마다
10≦eGFR(mL/min)<50	1.5g을 8시간마다
eGFR(mL/min)<10	1.5g을 12시간마다
혈액투석 환자	1.5g을 12시간마다+투석 후 ABPC 2.0g 추가 투여

TAZ/PIPC:

50≦eGFR(mL/min)<80	4.5g을 6시간마다
10≦eGFR(mL/min)<50	2.25g을 6시간마다
eGFR(mL/min)<10	2.25g을 8시간마다
혈액투석 환자	2.25g을 8시간마다+투석 후 0.75g 추가 투여

▣ 페니실린계 경구제

추천 또는 주의해야 하는 약물

아목시실린(amoxicillin, AMPC), 아목시실린/클라불라닉산(AMPC/CVA)

아목시실린(AMPC)

투여법: 경구
임신: B, 수유: 가능
생체이용률(bioavailability): 74~92%

범위와 특징:

- ABPC과 같다.
- ABPC의 경구제와 비교해 소화관에서의 흡수가 좋기 때문에 내복할 때는 AMPC을 사용한다.
- 사슬알균 인두염, 세균성 중이염이나 부비강염, 폐렴알균 폐렴, 단독(erysipelas) 등 많은 외래 감염증에서 제1선택제로 사용할 수 있다.
- 원래는 제3세대 cephem계 경구제나 뉴퀴놀론(new quinolone)계보다도 자주 사용하는 약제이기도 하다
- 충분한 양을 처방하는 것이 요령이다. 3cap을 3회로 나누면 적은 경우가 많다.

일반 투여량:

세균성 부비동염: AMPC 1500mg~2000mg을 3~4회(1회 500mg을 1일 3회 또는 4회) 투약한다.

신장 기능장애 환자의 추가 투여량:

30≦eGFR(mL/min)	조절 불필요
10≦eGFR(mL/min)<30	1000mg을 2회 나눠서(500mg을 1일 2회)
eGFR(mL/min)<10	500mg을 1회(500mg을 1일 1회)
혈액투석 환자	500mg을 1회(투석하는 날에는 투석 후 투여)

아목시실린/클라불라닉산(amoxicillin/clavulanic acid, AMPC/CVA)

투여법: 경구

임신: B, 수유: 불명

생체이용률(bioavailability): 75%

범위와 특징:

- AMPC에 β-lactamase 억제제인 CVA가 배합된 약제. 그러므로 ABPC/SBT과 같은 범위이다.

3

- 일본 내에서 판매되고 있는 약제는 AMPC의 함유량이 적기 때문에 증량이 필요한데, 단순히 양을 늘리면 CVA의 투여량이 증가하기 때문에 설사와 같은 소화기관 부작용이 늘어나므로 AMPC를 병용한다.

일반 투여량:
게실염이나 충수염: AMPC/CVA 1125mg + AMPC 750mg을 3회 나눠서 투여한다.

신장 기능장애 환자의 추가 투여량:

30≦eGFR(mL/min)	조절 불필요
10≦eGFR(mL/min)<30	AMPC/CVA 750mg AMPC 500mg 2회 나눠서
eGFR(mL/min)<10	AMPC/CVA 375mg + AMPC 250mg 1회
혈액투석 환자	AMPC/CVA 375mg + AMPC 250mg 1회 (투석하는 날에는 투석 후 투여)

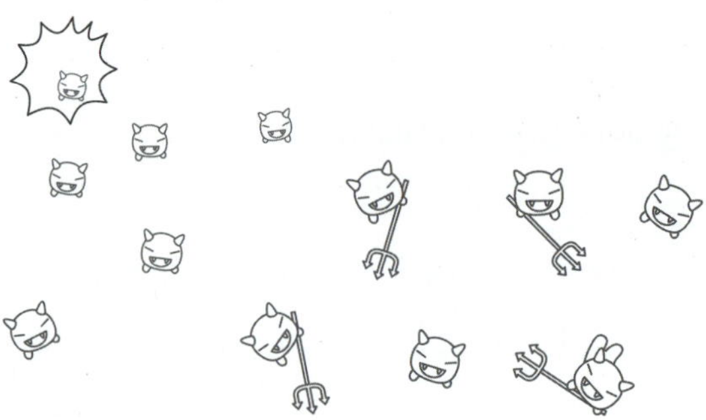

▣ Cephem계

추천 또는 주의해야 하는 약물

점적: 세파졸린(cefazolin, CEZ), 세프메타졸(cefmetazole, CMZ), 세프트리악손(ceftriaxone, CTRX), 세프타지딤(ceftazidime, CAZ), 세페핌(cefepime, CFPM)

경구: 세팔렉신(cephalexin, CEX)

- Cephem계는 페니실린과 같이 균의 세포벽합성을 억제하여 살균 역할을 한다. 안전성이 높고 빈번히 사용되고 있다.
- MSSA에서 항균활성이 있지만 페니실린과 비교하여 혐기성균에서의 항균활성은 매우 적으며, **장알균이나 리스테리아(*Listeria*) 등에는 제1세대에서 제4세대까지 모두 효과가 없다.**
- 페니실린에 아나필락시스(anaphylaxis)와 같이, 즉시알레르기(immediate allergy)가 있는 환자에게는 교차 반응이 일어날 수 있으므로 사용을 피하도록 한다. 가벼운 지연알레르기(delayed allergy)의 경우에는 주의하여 사용한다.
- 개발 순서에 따라 제1세대에서 4세대로 분류되어 있지만, 실제로 같은 세대에서도 임상 역할이 다른 약제가 있으므로 주의한다.
- 제1세대와 제2세대의 대부분은 중추신경계에서의 투과성은 없지만 제3, 4세대는 투과성이 있다.

◎ 제1세대 cephem계

세파졸린(cefazolin, CEZ)

투여법: 점적

임신: B, 수유: 가능

범위와 특징:

- **MSSA(제1선택제), 사슬알균(*Streptococcus*), 대장균, 글레브시엘라(*Klebsiella*), *Proteus mirabilis* 등의 장내세균, 지역사회의 그람음성막대균.**

4

- 일본 내에는 항황색포도알균 페니실린이 없으므로 MSSA에 대한 제1선택제가 된다.
- A, B군 사슬알균, 페니실린 감수성 폐렴알균(PSSP)에서도 효과가 있다.
- PRSP(penicillin-resistant *Streptococcus pneumoniae*)에서는 효과가 없다.
- 수술부위 감염의 예방 투여나 봉와직염(cellulitis), 지역사회 요로감염, 혐기균에서 항균활성이 있는 약제와 병용하면 지역사회 복강 내 전염에서도 사용할 수 있다.
- **중추신경계(CNS)로 잘 투과하지 않으므로 중추신경감염에서는 사용하지 않는다.**

일반 투여량:
봉와직염: 1~2g을 8시간마다

신장 기능장애 환자의 추가 투여량:

50≦eGFR(mL/min)<80	1~2g을 8시간마다
10≦eGFR(mL/min)<50	0.5~1g을 8시간마다
eGFR(mL/min)<10	0.5~1g을 12시간마다
혈액투석 환자	0.5~1g을 12시간마다+투석 후에 1.0g 추가 투여

◎ 제2세대 cephem계

세포티암(cefotiam, CTM)

투여법: 점적, 경구
임신: B, 수유: 가능
생체이용률(bioavailability): 불명

범위와 특징:
- CEZ(세파졸린, cefazolin)의 범위와 함께 Hib(BLNAR 제외), 모락셀라 카타랄리스(*Moraxella catarrhalis*), 임균, 일부 장내 감염.
- **MSSA에 대해서는 CEZ보다 항균활성이 극히 적다.**
- **폐렴알균**에 대해서도 효과가 있지만 PRSP에서는 효과가 없다.

- 제1세대의 항균 범위와 함께 BLNAR 이외의 Hib에 효과가 있으며 **모락셀라 카타랄리스나 수막알균(*Neisseria meningitidis*), 임균**과 같은 그람음성알균에 효과가 있다.
- 제1세대와 제3세대 사이로 어중간하여 사용할 기회가 적은 약제이므로 필자는 거의 사용하지 않는다.

세파마이신(cephamycin): 세프메타졸(cefmetazole, CMZ)

투여법: 점적

임신: B, 수유: 가능

범위와 특징:

- 세포티암(cefotiam, CTM)의 범위와 함께 혐기성균, ESBL(extended spectrum β-lactamases) 생산균(평가는 정해져 있지 않다).
- 세파마이신으로 분류되는 CTM과 가까운 항균 범위이지만 **혐기성균**(*bacteroides fragilis*)에 효과가 있으며 담낭염, 게실염 등 지역사회의 가벼운 위장관 감염, PID(골반염증질환, pelvic inflammatory disease)에서 사용할 수 있다.
- 술의 금단현상이 있을 수 있으므로 알코올 섭취에는 주의한다.
- 증례를 선택하면 ESBL 생산균 치료에 사용할 수도 있다. 필자는 다른 약으로 나아지고 있는 요로감염, 경도의 요로감염, 배액이 양호한 담도감염 등에서는 ESBL 생산균에 적극적으로 사용하고 있다.

일반 투여량:

2g을 12시간마다

신장 기능장애 환자의 추가 투여량:

50≦eGFR(mL/min)<80	1~2g을 12시간마다
10≦eGFR(mL/min)<50	1~2g을 24시간마다
eGFR(mL/min)<10	1~2g을 48시간마다
혈액투석 환자	1~2g을 48시간마다 + 투석 후에 1g 추가 투여

◎ 제3세대 cephem계

제3세대 cephem계는 CTRX(ceftriaxone)과 CAZ(ceftazidime) 두 가지의 약제로 나누어 정리하면 이해하기 쉽다.

세프트리악손(ceftriaxone, CTRX)

투여법: 점적

임신: B, 수유: 가능

4

범위와 특징:

- 제2세대의 범위와 함께 폐렴알균, BLNAR, 장내세균에 효과가 있다. 녹농균은 커버할 수 없다. 중추신경계(CNS) 투과성이 있다.
- 3세대 cephem계 중 지역사회 감염증에 사용하는 CTRX는 지역사회 감염에서 문제가 되는 많은 그람음성균의 대부분[**대장균**, **클레브시엘라(*Klebsiella*)**, **모락셀라 카타랄리스(*Moraxella catarrhalis*)**, **살모넬라(*Salmonella*)** 등]을 커버하며 제1, 2세대 cephem계보다 항균 활성이 높지만 **녹농균은 커버할 수 없다**.
- 또한, 병원 내에서 획득하는 AmpC β-lactamase 생성 그람음성막대균[엔테로박터(*Enterobacter*), 시트로박터(*Citrobacter*), 세라티아(*Serratia*) 등]도 감수성 확인이 필요하며 감수성이 있더라도 사용할 수 있는가에 대해서는 감염내과 전문의에 따라 의견이 다르다.
- ESBL 생성균에서도 효과가 없다(실제로는 고농도의 항균제가 소변으로 배설되기 때문에 요로감염일 경우에는 효과가 있는 경우도 많다).
- 그람양성균에 대해서는 사슬알균의 항균활성이 제1, 2세대보다 우수하며 PISP의 대부분에 효과가 있다.
- MSSA에서는 효과가 없지만 제1세대보다 항균활성이 낮다.
- CTRX는 반감기가 길고 1일 1회 투여가 가능하다(뇌수막염이나 중증감염증은 제외).
- 담즙찌꺼기를 형성하는 경우가 있으므로 주의한다.

일반 투여량:

뇌수막염: CTRX 2g을 12시간마다

지역사회 폐렴: CTRX 2g을 24시간마다

신장 기능장애 환자의 추가 투여량:
간대사로 조절 불필요

세프타지딤(ceftazidime, CAZ)

투여법: 점적

임신: B, 수유: 가능

범위와 특징:

- 많은 장내세균, 녹농균을 비롯한 포도당 비발효균.
- 의료관련 감염증에 사용하는 제3세대 cephem계.
- CAZ은 **녹농균**을 비롯하여 그람음성균의 대부분을 커버한다. 하지만, ESBL 생성균에는 효과가 없다.
- **황색포도알균이나 사슬알균, 폐렴알균은 대부분 커버할 수 없다.** 그러므로 중추신경계(CNS) 투과성은 있지만 폐렴알균성 뇌수막염이나 지역사회 폐렴에서 사용하면 안 된다.

일반 투여량:
CAZ 2g을 8시간마다

신장 기능장애 환자의 추가 투여량:
50≦eGFR(mL/min)<80 1~2g을 8시간마다
10≦eGFR(mL/min)<50 1~2g을 12시간마다
eGFR(mL/min)<10 1~2g을 24시간마다
혈액투석 환자 1~2g을 24시간마다+투석 후에 1g 추가 투여

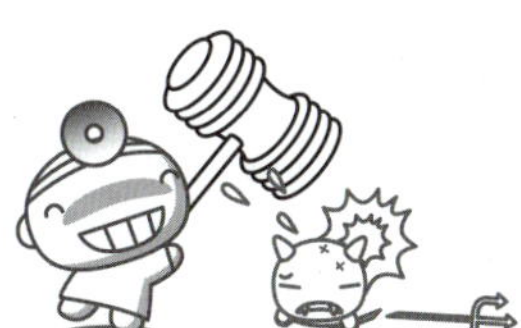

◎ 제4세대 cephem계

사용할 때는 ICT(감염대책팀, infection control team)나 감염증 전문의의 상담이 필요한 약제이다.

세페핌(cefepime, CFPM)

투여법: 점적

임신: B, 수유: 가능

범위와 특징:

- CTRX(세프트리악손, ceftriaxone)의 범위와 함께 녹농균 등의 포도당 비발효균, AmpC β-lactamase 생성균이 더해진다.
- CTRX+CAZ의 범위를 갖는다고 생각하면 이해하기 쉽다.
- 폐렴알균이나 사슬알균, 황색포도당균에서 항균활성을 가지며 녹농균이나 의료관련 감염의 그람음성막대균에서도 항균활성이 있다.
- 열성 호중구 감소증(febrile neutropenia)의 제1선택제 중 하나이다.
- AmpC β-lactamase를 유도하기 어렵기 때문에 엔테로박터(*enterobacter*) 등 내성 장내세균에 효과가 있지만, ESBL 생성균의 치료에서는 사용하지 않는 경우가 많다.
- MSSA에 대해 항균활성은 제1세대와 같은 정도로 여기고 있다.
- 세포페라존(cefoperazone)을 제외한 제3, 4세대 cephem계는 중추신경계(CNS)로 양호하게 투과한다.
- 고령자의 고용량 투여에서 뇌병증을 야기하는 경우가 있다.
- MIC(최소발육저지농도, minimum inhibitory concentration) 8mg/dL인 장내세균이나 포도당 비발효균에서는 2g을 8시간마다 고용량 투여가 필요하다.

일반 투여량:

열성 호중구 감소증: 2g을 8~12시간마다

신장 기능장애 환자의 추가 투여량:

50≦eGFR(mL/min)<80	1~2g을 12시간마다
10≦eGFR(mL/min)<50	1g을 24시간마다
eGFR(mL/min)<10	0.5g을 24시간마다

혈액투석 환자	0.5g을 24시간마다+투석 후 1g 추가 투여

▣ Cephem계 경구제

세팔렉신(cephalexin, CEX)

투여법: 경구

임신: B, 수유: 가능

생체이용률(bioavailability): 90%

범위와 특징:

- CEZ(세파졸린, cefazolin)과 같다.
- 제1세대 cephem계의 경구제.
- MSSA나 사슬알균에 효과가 있으며 소화관에서의 흡수도 양호(90%)하며 가벼운 피부연부조직의 감염에 좋다.
- 유방염, 사슬알균 인두염에서도 사용할 수 있다.
- 대장균에서도 감수성이 있으므로 방광염에서도 사용 가능하다.
- 제2세대 cefaclor는 알레르기 빈도가 높으므로 CEX를 권장한다.

일반 투여량:

봉와직염: CEX 250mg 6cap을 3회 나눠서

신장 기능장애 환자의 추가 투여량:

30≦eGFR(mL/min)	조절 불필요
10≦eGFR(mL/min)<30	1000mg을 2회 나눠서
eGFR(mL/min)<10	500mg을 1회
혈액투석 환자	500mg을 1회(투석하는 날에는 투석 후 내복)

◎ 제3세대 cephem계 경구제

- 대부분의 제3세대 cephem계 경구제에는 별다른 차이가 없다[cefditoren, cefpodoxime proxetil, cefdinir, cefcapene pivoxil]
- 피복실(pivoxil)기로 인한 저혈당도 문제가 된다.
- 이들 제제의 범위는 대략 CTRX(세프트리악손, ceftriaxone)과 같으며 지역사회 감염증의 비장의 카드일 것 같지만, 실제로는 소화관에서의 흡수가 좋지 않아(cefditoren의 생체이용률은 겨우 16%로 대부분 변으로 배설된다) **원칙적으로 사용하지 않는다**.
- 사용하지 않는 이유는 흡수되지 않는 항균제는 효과가 적으며 이들의 항균제가 감기, 기관지염, 부비강염, 중이염 등 자연적으로 치유 가능한 상기도감염에 사용되고 있으며 처방 효과가 있다는 것은 사용하는 근거가 되지 못하기 때문이다. 오히려 **안이한 처방은 비장의 카드가 되어야 하는 제3세대 cephem계의 내성균을 만연시킬 위험이 있다**.
- 감기에는 항균제 자체가 필요하지 않으며 봉와직염, 화농사슬알균(*Streptococcus pyogenes*)감염, 방광염, 중이염, 부비강염에는 CEX 이나 AMPC의 사용을 추천한다. 필자는 제3세대 cephem계 경구제를 일상진료에서 처방하는 기회는 거의 없다.

6

▣ 그 외 β-lactam계: 모노박탐(monobactam)계

아즈트레오남(aztreonam, AZT)

투여법: 점적

임신: B, 수유: 가능

범위와 특징:

- 장내세균, 녹농균.
- CAZ(세프타지딤, ceftazidime)이나 아미노글리코시드(aminoglycoside)계와 같은 항균 범위이다. **녹농균, 호기성 그람음성막대균의 대부분을 커버**한다. 그람양성균이나 혐기성균에서는 대부분 항균활성이 없다.

- 신장 기능장애가 적은 아미노글리코시드계라는 이미지.
- 페니실린 결합 단백에 결합하고 균의 세포벽 합성을 억제하여 살균적으로 작용한다.
- 녹농균 감염에서는 아미노글리코시드계와 병용하여 치료한다.
- 복강 내의 감염에서는 CLDM(클린다마이신, clindamycin)이나 메트로니다졸(metronidazole, MNZ)과 병용한다.
- **페니실린계**, cephem**계에 과민 반응이 있는 환자에게도 안전하게 투여할 수 있지**만 CAZ(세프타지딤, ceftazidime)는 곁사슬이 비슷하기 때문에 교차알레르기가 나타날 수 있다.
- 남용하면 내균성이 퍼지기 쉬워 제1선택제가 되는 경우는 적다.

일반 투여량:
β-lactam 알레르기 환자의 요로감염인 경우: 2g을 8시간마다

신장 기능장애 환자의 추가 투여량:

50≦eGFR(mL/min)<80	1~2g을 8시간마다
10≦eGFR(mL/min)<50	1~2g을 12시간마다
eGFR(mL/min)<10	1~2g을 24시간마다
혈액투석 환자	1g을 24시간마다+투석 후 250mg 추가 투여

6

▣ 그 외 β-lactam계: 카바페넴(carbapenem)계

추천 또는 주의해야 하는 약물

메로페넴(meropenem, MEPM)

◎ 카바페넴계 사용을 고려해야 하는 질환

1. 내성균이나 복합균 감염이 의심되는 심각한 의료기관 관련 감염
2. 심각한 복강 내의 감염, 괴사성 연부조직 감염
3. 다른 약제 내성인 녹농균 감염

4. 열성 호중구 감소증(ESBL 생산균이나 cephem계 내성균이 많은 시설)
5. 내성균, ESBL 생성균, 엔테로박터(*Enterobacter*), 시트로박터(*Citrobacter*), 세라티아(*Serratia*), 아시네토박터(*Acinetobacter*)에 대한 선택제 중 하나

◎ 카바페넴계를 사용하지 않는 경우

1. 다른 약제에 감수성이 있는 녹농균에 대한 단일요법 치료
2. 대부분의 지역사회 감염증
3. 수술 전 예방
4. MRSA(methicillin-resistant *Staphylococcus aureus*)나 VRE(반코마이신 내성 장알균, vancomycin-resistant *Enterococcus*)에서의 투여나 MRSA나 VRE가 의심되는 경우
5. 심각한 장알균 감염
6. 녹농균 이외의 다른 약물 감수성인 슈도모나스(*Pseudomonas*)

메로페넴(meropenem, MEPM): 이미페넴 · 실라스타틴(imipenem · cilastatin), 도리페넴(doripenem)도 같은 계통

투여법: 점적

임신: B, 수유: 불명

범위와 특징:

- 대부분의 그람양성균, 장내세균, 녹농균을 비롯하여 포도당 비발효균, 혐기균 그리고 영역이 너무 넓어서 커버할 수 없는 균을 억제한다. ESBL 생산균이나 AmpC β-lactamase 생산균의 치료에서는 가장 신뢰할 수 있는 약제이다.
- MRSA, MRSE(methicillin-resistant *Staphylococcus epidermidis*)나 VRE, 코리네박테륨(*Corynebacterium*)을 제외한 대부분의 그람양성균, 버크홀데리아 세파시아(*Burkholderia cepacia*), *Stenotrophomonas maltophilia*를 제외한 그람음성막대균, 녹농균, 횡격막 위아래의 혐기성균

을 커버하는 넓은 영역의 항균제이다.

- ESBL 생산균이나 AmpC β-lactamase 생산균의 제1선택제이다.
- 재향군인병(legionnaires disease)과 같은 세포 내 기생균이나 미코플라스마(*Mycoplasma*), 클라미디아(*Chlamydia*) 등의 비정형균에는 효과가 없다.
- **카바페넴계의 남용은 MDRP(multidrug-resistant *Pseudomonas aeruginosa*)의 강력한 위험인자가 되므로** 사용할 때는 ICT(infection control team)나 감염내과 전문의와 상담이 필요하다.
- 시중에는 다양한 종류의 카바페넴계가 있지만 임상적으로 그다지 큰 차이가 없기 때문에 가장 표준적으로 사용되고 있는 MEPM을 다룰 수 있다면 문제 없다.
- **발프로산(valproic acid)의 농도를 저하시키므로 카바페넴계 항균제와 발프로산의 병용은 금기이다.**
- 이미페넴 실라스타틴과 비교하여 항균활성이 그람음성균에서 어느 정도 높고, 그람양성균에서는 낮다고 알려졌지만 임상 효과에서의 차이는 불명확하다.
- 이미페넴 실라스타틴과 비교해 경련을 유발한 위험이 낮고, 중추신경계(CNS) 투과성도 있으므로 중추신경감염에서도 사용할 수 있다.

6

일반 투여량:

속발성 복막염(secondary peritonitis): MEPM 1g을 8시간마다

수술 후 뇌수막염: MEPM 2g을 8시간마다+반코마이신(vancomycin, VCM) 1g을 12시간마다

신장 기능장애 환자의 추가 투여량:

50≦eGFR(mL/min)<80	1g을 8시간마다(중추신경감염에서는 2g을 8시간마다)
10≦eGFR(mL/min)<50	0.5~1g을 12시간마다
eGFR(mL/min)<10	0.5g을 24시간마다
혈액투석 환자	0.5g을 24시간마다+투석 후에 0.5g을 추가 투여

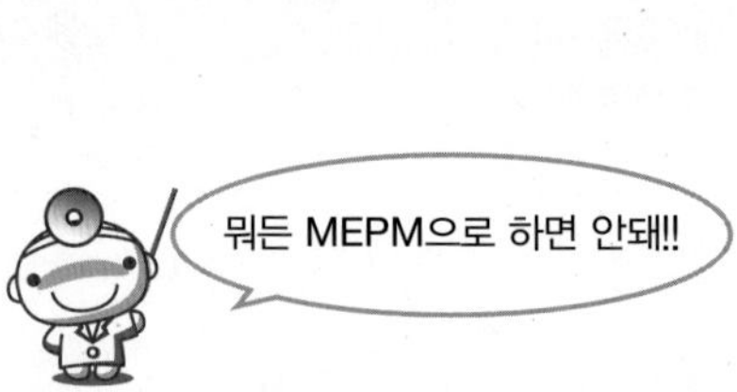
뭐든 MEPM으로 하면 안돼!!

▣ 아미노글리코시드(aminoglycoside)계

추천 또는 주의해야 하는 약물

겐타마이신(gentamicin, GM), 아미카신(amikacin, AMK)

- 아미노글리코시드계는 세균인 리보솜(ribosome) 30S에 결합하고 살균적으로 작용한다.
- 새로운 항균제 등장으로 아미노글리코시드계를 사용할 기회는 줄어들고 있지만, 독성을 잘 이해하고 사용하면 내성균이 드물고 알레르기가 적어 CDI(*Clostridium difficile* infection)을 잘 일으키지 않는 것으로 아직까지 유용한 약제이다.
- 아미노글리코시드계는 **녹농균을 비롯하여 대부분의 호기성 그람음성막대균에 효과**가 있다.
- 그람양성균에 대해서는 황색포도알균 등에서 항균활성이 있지만 단독으로 사용하지 않는다.
- 장알균에 대해서는 페니실린과 병용하여 **시너지(상승 효과)**를 얻을 수 있으며 페니실린 단일요법에서는 정균적이지만 병용하면 살균적으로 작용하게 된다.
- **혐기성균에서는 항균활성이 없다**.
- 일부에서 미코박테륨증(mycobacteriosis), 흑사병(plague), 야생토끼병(tularemia) 등에 효과가 있다.
- 아미노글리코시드계는 **농도 의존성으로 효과가 있다**. 유효 영역과 중독 영역이 좁으므로 반드시 농도측정을 해야 한다. 최고농도는 1회째 또는 2회째의 유지량 투여 후 30분에 측정한다. 최저농도는 2회째 또는 3회째 투여 직전에 측정한다. 최저농도가 높은 경우 투여량을 줄이든가 투여 간격을 벌린다.
- 아미노글리코시드계의 부작용 발생 위험인자는 연령, 투여 기간(7일 이상), VCM(반코마이신, vancomycin) 등과의 병용이다.
- 중추신경계(CNS), 전립선으로의 투과성은 낮으며 기도나 농양 내에서는 pH가 낮으므로 항균활성이 떨어진다. 이로 인해 뇌수막염에서

는 단독으로 사용하지 않는다. 또한, 농양이나 폐렴에서도 단독 약물로는 사용하지 않는다.

◎ 신장독성(nephrotoxicity)에 대해서

1주간 이내의 사용에서는 드물다. 비결핍뇨성일 경우가 있으며 Cr(크레아티닌, creatinine) 수치를 모니터링한다.

1.0 이상 상승한 경우는 신장 기능장애라고 생각된다. 일반적으로 신장 기능장애는 가역성이다. GM과 AMK의 독성에 차이는 없다고 여겨진다. 신장 기능장애 환자의 아미노글리코시드계 투여는 금기 시 하지 않는다.

◎ 내이독성(ototoxicity)에 대해서

와우(cochlea, 2~14%), 전정장애(vestibular disorder, 1~3%)가 함께 나타날 수 있다. 신장 기능장애 환자에게 2주 이상 사용하는 경우, 빠르게 청력도(audiogram)를 측정한다. 기본적으로 불가역이며 의심되는 경우에는 중지한다.

◎ 아미노글리코시드계 사용을 고려하는 경우

1. 녹농균 감염에 대해 주로 β-lactam계와 병용
2. 중증인 그람음성균 감염에서 β-lactam계와 병용
3. 열성 호중구 감소증에 β-lactam계와 병용
4. 감염성 심내막염 치료에 페니실린이나 VCM과 병용
5. 항산균 치료
6. 요로감염을 단독으로 치료 가능

◎ 1일 1회 투여 vs. 다회 투여

- 아미노글리코시드계는 농도 의존성으로 효과가 있다.
- MIC(minimum inhibitory concentration) 이하의 농도가 되더라도 정균성이 지속되는 **postantibiotic effect(PAE)**가 있다.
- 신장 기능장애는 시간 의존적으로 나타난다.

→ 위의 세 가지 이론적 배경으로 1일 1회 투여가 실시되고 있다. 감염성 심내막염, 호중구 감소증, 중증 열상, 중증 패혈증, 7일 이상의 사용에서는 1회 투여의 유용성은 확립되지 않았다.

겐타마이신(gentamicin, GM)

투여법: 점적
임신: D, 수유: 가능

범위와 특징:

- AMK(아미카신, amikacin)에 내성이 있는 경우 일반적으로 GM에도 내성이 있다.
- AMK의 항균활성과 커다란 차이는 없으며 감수성이 있는 경우는 GM을 사용한다.
- 장알균에 대한 페니실린과 시너지를 기대하는 경우, GM에서의 고도내성* 에 주의한다. 고도내성에서는 시너지가 나타나지 않으므로 감수성이 있다면 스트렙토마이신(streptomycin, SM)이나 CTRX(*Enterococcus faecalis*에 한정된다)을 페니실린에 병용한다.
- SM은 결핵, 흑사병, 야생토끼병 치료에 사용된다. 하지만, 다른 아미노글리코시드계로 인한 그람음성 내성균이 많다.

* GM에 대해 장알균이 MIC 500mg/dL 이상인 내성을 나타내는 것을 고도내성이라고 부른다.

적정농도:

최고농도: 6~10μg/mL, 최소농도: 1~2μg/mL

일반 투여량:

eGFR(mL/min)≧80	5mg/kg을 24시간마다 또는 1~2mg/kg을 8시간마다

신장 기능장애 환자의 추가 투여량:

- 자주 오해하는 경우가 있지만 금기는 아니다.

50≦eGFR(mL/min)<80	0.5~1mg/kg을 12시간마다
10≦eGFR(mL/min)<50	0.5~1mg/kg을 24시간마다
eGFR(mL/min)<10	0.3mg/kg을 48시간마다

7

혈액투석 환자	0.3mg/kg을 48시간마다+투석 후 1.0mg/kg 추가 투여

아미카신(amikacin, AMK)

투여법: 점적

임신: D, 수유: 가능

범위와 특징:

- GM에 내성이 있더라도 감수성이 있을 가능성이 있다.
- 병원 내 그람음성막대균의 10% 이상이 GM 내성을 갖고 있는 경우, AMK을 초기에 선택한다.

적정농도:

최고농도: 15~30μg/mL, 최소농도: 5~10μg/mL

일반 투여량:

80mL/min≦eGFR	15mg/kg을 24시간마다 또는 6mg/kg을 12시간마다

신장 기능장애 환자의 추가 투여량:

50≦eGFR(mL/min)<80	5mg/kg을 12시간마다
10≦eGFR(mL/min)<50	3mg/kg을 12시간마다
eGFR(mL/min)<10	2mg/kg을 48~72시간마다
혈액투석 환자	2mg/kg을 48~72시간마다+ 투석 후 2.5mg/kg 추가 투여

▣ 뉴퀴놀론(new quinolone)계

추천 또는 주의해야 하는 약물

레보플록사신(levofloxacin, LVFX)

- 뉴퀴놀론계의 역사는 제1세대인 낼리딕산(nalidixic acid)[이것을 올드퀴놀론(old quinolone)이라고 부른다]에서 시작되었다.
- DNA 선회효소(DNA gyrase)나 topoisomerase에 작용하여 살균적으로 효과를 발휘한다.
- Cephem계와는 반대로 세대가 새로울수록 그람양성균에서의 범위가 확대되어 있다.
- 제2세대의 퀴놀론계(이후의 세대를 뉴퀴놀론계라고 부른다)까지는 주로 요로감염이나 위장관 감염 등 그람음성균의 치료제였지만, 제3세대 이후는 폐렴알균을 커버할 수 있게 되어 호흡기감염에 사용하는 respiratory quinolone이다.
- 다수의 뉴퀴놀론계 항균제가 있지만, 실제는 LVFX면 충분히 진료할 수 있다.
- 뉴퀴놀론계는 **녹농균을 커버할 수 있는 유일한 경구제**이므로 신중하게 사용해야 할 필요가 있다.
- 항결핵작용이 있으므로 결핵 진단을 늦출 가능성도 있다.
- 뉴퀴놀론계는 **미코플라스마(*Mycoplasma*), 클라미디아(*Chlamydia*), 재향군인병(legionnaires disease)과 같은 미생물도 커버**할 수 있다.
- 소화관에서 경구제의 흡수(생체이용률)도 양호하며 소화관 기능이 좋다면 주사제와 같은 효과를 기대할 수 있다. 또한 조직투과성도 양호하다. 하지만 철분 제제, 산화마그네슘(magnesium oxide), sucralfate, 알루미늄 제제로 인해 흡수가 방해되기 때문에 주의한다.
- 뉴퀴놀론계는 **농도 의존성**[1일 1회 투여가 바람직하다. 시프로플록사신(ciprofloxacin, CPFX)은 2회]이 있어 그람음성균에 대해 PAE(postantibiotic effect)를 갖는다.

8

- 소화관 증상, QT 연장, 아킬레스건 파열, 혈당 이상, 경련 등과 같은 부작용이 나타난다.
- 약제 상호작용에도 주의한다.

시프로플록사신(ciprofloxacin, CPFX): pazufloxacin mesilate

투여법: 점적, 경구

임신: C, 수유: 불가능

생체이용률(bioavailability): 50~85%

범위와 특징:

- 제2세대 퀴놀론계이며 **녹농균을 포함하는 호기성 그람음성막대균, 항산균에 효과**가 있지만 폐렴알균과 같은 **그람양성균이나 혐기성균에서는 항균활성이 낮다.**
- **녹농균에서 가장 항균활성이 높은 퀴놀론계**이다. 경구제, 주사제가 있다.
- 폐렴알균에서의 항균활성은 빈약하며 지역사회 폐렴의 경험적 치료에는 적합하지 않다.

일반 투여량:

복합성 신우신염: IV 400mg을 12시간마다

신장 기능장애 환자의 추가 투여량:

50≦eGFR(mL/min)<80	IV 400mg을 12시간마다
10≦eGFR(mL/min)<50	IV 400mg을 24시간마다
eGFR(mL/min)<10	IV 400mg을 24시간마다
혈액투석 환자	IV 200mg을 12시간마다

레보플록사신(levofloxacin, LVFX)

투여법: 점적, 경구

임신: C, 수유: 불가능

생체이용률(bioavailability): 98%

범위와 특징:

- 제3세대의 퀴놀론계이며 **폐렴알균에서의 항균활성이 높아지지만**, CPFX에 비해 녹농균에서의 항균활성은 낮아진다.

일반 투여량:

지역사회 폐렴: IV, PO 750mg을 1일 1회

신장 기능장애 환자의 추가 투여량:

50≦eGFR(mL/min)<80	750mg을 24시간마다
10≦eGFR(mL/min)<50	750mg을 48시간마다
eGFR(mL/min)<10	750mg 투여 후 500mg 48시간마다
혈액투석 환자	750mg 투여 후 500mg 48시간마다

목시플록사신(moxifloxacin, MFLX): garenoxacin mesilate hydrate, sitafloxacin

투여법: 경구

임신: C, 수유: 불가능

생체이용률(bioavailability): 90%

범위와 특징:

- 폐렴알균에서의 항균활성이 보다 높고(하지만 LVFX으로 충분히 효과가 있으며 또한 페니실린이 폐렴알균 폐렴에는 아직 사용할 수 있으므로 원래는 페니실린이 제1선택제이다), **혐기성균에서 항균활성도 있는** 제4세대의 퀴놀론계이지만, 녹농균에서의 항균활성은 낮다. 외래에서 쉽게 처방할 수 있는 약제는 아니다.
- 일본 내에는 경구제밖에 없다. MFLX은 절반이 간대사로, 요로에서의 투과성이 나빠 **요로감염에서는 사용하면 안 된다.**

일반 투여량:

400mg을 24시간마다

신장 기능장애 환자의 추가 투여량:
조절 불필요

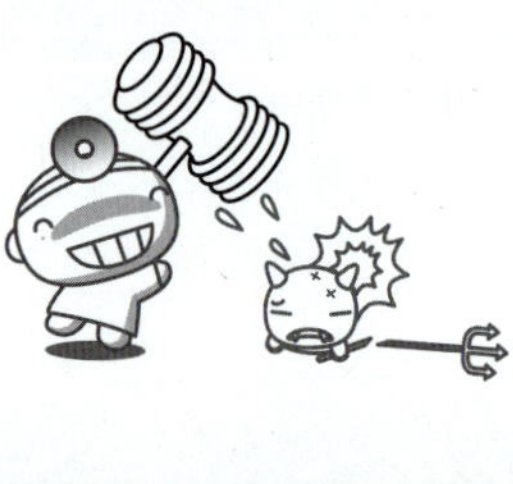

▣ 항MRSA(methicillin-resistant *Staphylococcus aureus*)제

추천 또는 주의해야 하는 약물

반코마이신(vancomycin, VCM), 리네졸리드(linezolid, LZD), 뎁토마이신(daptomycin, DAP)

반코마이신(vancomycin, VCM)

투여법: 점적, 경구
임신: C, 수유: 불가능(투과한다)
생체이용률(bioavailability): 0%

범위와 특징:

- VCM은 세포벽의 펩티드글리칸(peptidoglycan)에 작용한다. 대부분 그람양성균에서만 유효한 약제이며 살균적으로 작용한다.
- 장알균(*Enterococcus*)에는 정균적으로 작용하지만, GM(겐타마이신, gentamicin)을 병용하면 장알균에 대해서 살균적으로 작용하게 된다.
- MRSA(methicillin-resistant *Staphylococcus aureus*)나 MRCNS(methicillin-resistant coagulase-negative *Staphylococcus*)에서도 효과가 있지만, MSSA(methicillin-susceptible *Staphylococcus aureus*)에 대해서는 β-lactam계나 항황색포도알균 페니실린만큼 효과가 있지 않다.
- 사슬알균이나 PRSP(penicillin-resistant *Streptococcus pneumoniae*)에도 효과가 있다.
- 그람음성균에는 효과가 있지 않다(예외: *Chryseobacterium meningosepticum*은 그람음성균이지만 효과 있음).
- 그람양성막대균인 코리네박테륨(*Corynebacterium*), 클로스트리듐(*Clostridium*)에서도 효과가 있다.
- VCM은 시간 의존적으로 효과가 있다.
- 담즙에서 소화관으로의 배설이 좋지 않으므로 CDI(크로스트리듐디피실 감염, *Clostridium difficile* infection)에서 VCM 정맥주사는 효과가 없으며,

VCM 경구제 또는 MNZ(메트로니다졸, metronidazole)로 치료한다.

- 중추신경계(CNS)로 투과는 일정하지 않지만, 뇌수막염에는 사용할 수 있다. **VCM은 일반적으로 β-lactam계가 효과가 있는 경우에 β-lactam계보다 항균활성이 낮다.**
- VCM은
  1. MRSA, MRSE의 경험적 치료나 확정 치료
  2. 세균성 뇌수막염(PRSP)의 경험적 치료
  3. 구강점막장애가 강한 경우에는 쇼크 등 중증인 열성호중구감소증
  4. 카테터 혈류감염의 경험적 치료
  5. 중증인 β-lactam계 알레르기 환자의 그람양성균감염

  등에 적응하고 **MRSA이 출현하지 않더라도 의심되는 경우에는 투여를 시작해도 적절한 사용**이라고 할 수 있다.
- 수술 전 예방적 항생제로, 관례적으로 투여하거나 정착균에서의 투여는 피해야 한다.

9

- **배양한 시료에서 나온 MRSA이 정착균인지 판단할 수 없을 때는 ICT나 감염내과 전문의와 상담하는 편이 바람직하다.**
  CDI에 대해서 VCM 내복은 효과가 있지만, 고가이므로 VRE(반코마이신 내성 장알균, vancomycin-resistant *Enterococcus*) 출현을 염두에 두며 중증까지는 MNZ을 사용한다.

일반 투여량:

1g을 12시간마다 시작한다. 3회째 또는 4회째 투여 직전에 **최소농도 15~20μg/dL**을 기준으로 투여량을 조절한다. 신장 기능장애 외에 Red man syndrome이 유명하며 예방을 위해서는 1시간 이상 걸쳐 점적한다(필자는 2시간에 걸쳐 점하를 지시하고 있다). Red man syndrome에서 VCM은 지속 투여가 가능하기 때문에 Red man syndrome 약물 발진의 감별이 필요하다.

VCM 자체의 신장 기능장애는 최저농도의 높은 수치가 이어지는 경우 드물게 있으므로 우선, 병용제[아미노글리코시드계, NSAIDs(nonsteroidal antiinflammatory drugs), 암포테리신 B(amphotericin B) 등으로 인한 경우나 탈수증 등 다른 원인을 생각한다.

신장 기능장애 환자의 추가 투여량:

50≦eGFR(mL/min)<80 1g을 12~24시간마다

10≦eGFR(mL/min)<50	0.5g을 24시간마다
eGFR(mL/min)<10	0.5g을 72시간마다
혈액투석 환자	1.0~2.0g을 주 1회

리네졸리드(linezolid, LZD)

투여법: 점적, 경구

임신: C, 수유: 불가능(투과한다)

생체이용률(bioavailability): 100%

범위와 특징:

- **그람양성막대균 전반. MRSA(methicillin-resistant *Staphylococcus aureus*), VRE(vancomycin-resistant *Enterococcus*), PRSP(penicillin-resistant *Streptococcus pneumonia*) 등의 내성 그람양성균, 항산균.**
- **고가인 내성균용 약제**이다. 사용 시, **감염내과 전문의와의 상담이 바람직하다.**
- 리보솜(ribosome) 50S에 결합하여 작용한다.
- VRE, MRSA에 유효하지만, 정균적인 약제이다.
- 경구제도 소화관에서 흡수가 매우 좋고 중추신경, 피부연부조직에서의 투과성도 좋다.
- 투여 시작 후 2주 이후부터 높은 비율로 나타나는 가역성 혈소판 감소에 주의한다. 불가역성인 말초신경장애도 나타날 수 있다.
- 그러므로, 주사제에서 경구제로 변경할 수 있는 이점이 있지만, 부작용으로 장기간 투여하기에 적합하지 않은 약제이기도 하여 이점을 살리기 어렵다.
- VCM과 병용은 피한다. 리팜피신(rifampicin, RFP)도 LZD 농도를 저하시키므로 병용에 주의해야 한다.
- SSRI(selective serotonin reuptake inhibitor)와의 병용도 세로토닌증후군(serotonin syndrome)이 있으므로 피한다.
- 병원 내 폐렴에 대한 VCM과 비교 시험이 실시되었는데 미생물학적 효과는 뛰어나지만 생명 예후에 차이는 없었다. 특히 신장 기능장애가 있는 환자에 대해 MRSA 폐렴 치료를 실시하는 경우에 VCM보다 좋을 수 있다. 이 외의 감염증에 대해서는 **VCM과 비교하여 임상실적이 적은 것**을 명기해 둔다.

일반 투여량:
600mg을 12시간마다

신장 기능장애 환자의 추가 투여량:
조절 불필요. 혈액투석 환자에게는 투석 후 투여

뎁토마이신(daptomycin, DAP)

투여법: 점적
임신: B, 수유: 불명

범위와 특징:

- 지질펩타이드(lipopeptide)계인 신규 항MRSA제이다.
- 그람양성균 전반에서 효과가 있다.
- 원래 VCM 내성균에 사용되던 내성균용 약이며 사용 시, 감염내과 전문의와의 상담이 필요하다.
- MRSA 혈류감염에 대해서는 VCM과 같이 제1선택제가 되지만 심내막염에 대해서는 평가가 충분하지 않다.
- 폐의 표면 활성물질로 비활성화하기 때문에 폐렴에는 사용할 수 없다.
- CPK(크레아티틴인산활성효소, creatine phosphokinase) 증가, 횡문근융해증(rhabdomyolysis)에 주의할 필요가 있으며 스타틴(statin)과의 병용은 피한다.
- 골수 투과성도 좋지 않다(2~6%).

일반 투여량:
세균혈증(bacteremia)이나 감염성 심내막염: 6mg/kg을 1일 1회 24시간마다
피부연부조직의 감염: 4mg/kg을 1일 1회 24시간마다

신장 기능장애 환자의 추가 투여량:
eGFR<30(mL/min)에서는 투여간격을 48시간마다 연장

▣ 마크롤라이드(macrolide)계

추천 또는 주의해야 하는 약물

아지트로마이신(macrolide, AZM)

- 마크롤라이드는 리보솜 50S에 정균적으로 작용한다.
- 가장 고전적인 에리트로마이신(erythromycin, EM)과 신규 마크롤라이드로 클래리트로마이신(clarithromycin, CAM), 아지트로마이신(AZM)이 있다.
- 미만성 범세기관지염(diffuse panbronchiolitis)과 같은 비감염증에서도 효과가 있으며 COPD(만성폐쇄성, chronic obstructive pulmonary disease) 등 만성기도질환의 악화를 줄이는 항균활성 외의 효과가 있다.

에리트로마이신(erythromycin, EM)

투여법: 점적, 경구

임신: B, 수유: 가능

생체이용률(bioavailability): 20~50%

범위와 특징:

- **대부분의 그람양성균, 일부 그람음성균, 재향군인병(legionnaires disease), 미코플라스마(*Mycoplasma*), 클라미디아(*Chlamydia*), 스피로헤타(spirochete), 리케차(*Rickettsia*)에 효과가 있다.**
- 그람양성균은 사슬알균(*Streptococcus*)에 유효하지만 일본 내 내성균이 많다.
- 장알균에는 효과가 없다.
- 황색포도알균(MSSA)에는 감수성이 있다면 효과가 있지만, 내성균이 많고 감수성이 있더라도 혈류감염에는 사용하지 않는다.
- 일본에서는 폐렴알균도 내성균이 많다.
- 그람음성균에 대해서는 **백일해(*B.pertussis*), 캄필로박터(*Campylbacter*), 바르토넬라(*Bartonella*), 모락셀라 카타랄리스(*Moraxella***

***catarrhalis*)등에 효과가 있지**만 대부분의 장내세균에는 효과가 없다.
- 혐기성균에서의 항균활성도 저조하다.
- 중추신경계(CNS)로는 투과하지 않는다.
- 간으로 대사되어 신장 기능장애 환자라도 투여량 조절은 필요하지 않다.
- EM 경구제는 새로운 마크롤라이드계 약제에 비해 소화관에서의 흡수가 나쁘며 메슥거림, 설사가 생기기 쉽다.
- 약제 상호작용도 많아, 스타틴, 테오필린(theophylline), 카르바마제핀(carbamazepine), 디기탈리스(digitalis)제제 등과의 병용에는 주의가 필요하다.
- QT 연장증후군(long QT syndrome)을 일으키는 경우가 있다.

→ 이와 같은 이유로 나중에 서술하는 새로운 마크롤라이드계 제제와 비교하여 사용하는 기회는 적다.

클래리트로마이신(clarithromycin, CAM)

10

투여법: 경구
임신: C, 수유: 불명
생체이용률(bioavailability): 55%

범위와 특징:
- **Hib에서의 항균활성이 높아졌다는 점, 헬리코박터(*Helicobacter pylori*), 비결핵항산균(nontuberculous *Mycobacteria*, NTM)에서의 항균활성이 있는 점**에서 EM과 다르다.
- EM과 비교해 소화관에서의 흡수가 개선되어 있으며 반감기도 길어졌으므로 적은 경구 투여 횟수로 사용할 수 있다.
- CAM은 AZM에 비해 소화관 부작용, 약제 상호작용이 많다.
- 비결핵항산균에서의 효과는 CAM 쪽이 AZM보다 우수하다.
- CAM의 임신부 투여는 카테고리 C에 해당되어 피해야 하지만, AZM은 카테고리 B에 해당되어 투여 가능하다.

→ 이러한 이유로 필자는 **비결핵항산균의 치료를 제외한다면 AZM을 추천한다**.

- EM과 같이 QT 연장이나 약제 상호작용에 주의한다.

일반 투여량:
500~1,000mg을 2회로 나눠서

신장 기능장애 환자의 추가 투여량:
조절 불필요

아지트로마이신(azithromycin, AZM)

투여법: 점적, 경구
임신: B, 수유: 불명
생체이용률(bioavailability): 37%

범위와 특징:
- CAM과 거의 같으므로 CAM 참조.
- AZM의 단회 투여 제제(AZM-SR)는 편리하지만 소화관 부작용이 늘어나고, 좀 더 많은 임상실적을 갖고 싶기 때문에 필자는 처방하지 않는다.
- 주사제도 사용 가능하며 중증인 지역사회 획득폐렴, 장티푸스(typhoid fever), 재향군인병(legionnaires disease) 등에 사용할 수 있다.
- 매일 투여하면 COPD(chronic obstrucive pulmonary disease) 악화의 위험이 줄지만 투여량의 축적으로 난청이 나타나거나 내성균이 증가하는 경우도 보고되고 있다.

일반 투여량:
점적: 500mg을 1일 1회, 24시간마다
경구: 500mg을 1일 1회, 클라미디아 요도염(chlamydial urethritis) 치료는 1g을 1회 투여

신장 기능장애 환자의 추가 투여량:
조절 불필요

▣ 그 외의 항균제

추천 또는 주의해야 하는 약물

클린다마이신(clindamycin, CLDM), 미노사이클린(minocycline, MINO), 메트로니다졸(metronidazole, MNZ)

◎ 린코마이신(lincomycin)계

클린다마이신(CLDM)

투여법: 점적, 경구

임신: B, 수유: 가능

생체이용률(bioavailability): 90%

범위와 특징:

- 황색포도알균, 사슬알균, 혐기성균. 단, 혐기성균(박테로이데스 프라길리스, *bacteroides fragilis*)에서는 내성균이 증가하고 있다.
- CLDM은 마크롤라이드(macrolide)와 같이 리보솜 50S에 작용하고 단백질 합성을 방해하며, 정균적으로 작용한다.
- 항균 범위는 **그람양성균과 혐기성균**이 주이며 그람양성균은 황색포도알균(MS SA), 사슬알균, PSSP에 유효하지만 혈류감염에서는 사용할 수 없다.
- 황색포도알균에서는 시험에서 감수성이 있는 경우에도 검사실에서 확인이 필요하며 마크롤라이드계 내성균인 경우에는 감수성이 있어도 사용하지 못하는 경우가 있다. 장알균에서는 효과가 없다.
- 혐기성균에서 유효하지만, **내성 박테로이디즈 프라질리스가 증가하므로 주의**가 필요하다.
- 그람음성균에서는 효과가 없다.
- 폐포자충증(pneumocystis), 바베시아(babesia), 말라리아(malaria), 톡소플라즈마(toxoplasma) 치료에 사용되고 있는 경우도 있다.
- 경구제의 흡수는 양호하며 주사제와 같은 효과를 기대할 수 있다.
- 중추신경계(CNS) 이외에 조직투과성(특히 뼈)도 양호하다.
- 간에서 대사되어 신장기능으로의 조절은 필요 없지만, 간 기능장애 시에는 감량하거나 사용을 피한다.

- CDI(*Closridium difficile* infection)을 일으킬 위험은 1%로 여겨진다. 다른 항균제에서도 위험이 있으며 CLDM만이 원인이라고 할 수 없다. 하지만 CDI가 outbreak된 경우는 CLDM 사용을 피할 필요가 있다.
- 복부나 골반 내의 감염증에서는 내성 박테로이데스(*Bacteroides*)가 늘어나기 때문에 MNZ, β-lactamase 억제제 배합 페니실린, 카바페넴계가 효과가 있다.
- **혐기성균 치료 목적으로 카바페넴계나 β-lactamase 억제제 배합 페니실린과의 병용은 의미가 없다.**
- 중증 피부연부조직의 감염이나 독성쇼크증후군(toxic shock syndrome, TSS)에서는 균에서의 독소 생산을 억누르는 효과를 기대하여 CLDM을 병용한다.
- β-lactam계 알레르기가 있는 그람양성균 감염 환자에게 CLDM은 좋은 선택이지만 심내막염이나 세균혈증에서는 살균 효과가 있는 VCM을 선택한다.

일반 투여량:
점적: 600mg을 8시간마다
경구: 900mg을 3회 나눠서

신장 기능장애 환자의 추가 투여량:
조절 불필요

11

◎ 테트라사이클린(tetracycline)계

범위와 특징:

- 일반적인 세균에서는 내성균이 증가하고 있기 때문에 감수성의 확인이 필요하며 사용할 수 있는 기회는 적지만 β-lactam계의 효과가 없는 **리케차(*Rickettsia*), 미코플라스마(*Mycoplasma*), 클라미디아(*Chlamydia*)에 효과가 있으며 스피로헤타[(spirochete), 독성, 렙토스피라증(leptospirosis), 라임병(lyme disease)], 일부 비결핵항산균, 노카르디아(*Nocardia*), 브루셀라(*Brucella*), 방선균(*Actinomyces*), 말라리아(malaria)**에 효과가 있다. 이외에 MRSA을 포함한 황색포도알균, 폐렴알균, Hib, 모락셀라 카타랄리스(*Moraxella* *catarrhalis*).

- 리보솜 30S에 작용하며 단백질 합성을 억제하여 정균적으로 작용한다.
- 미노사이클린(minocycline, MINO)이나 독시사이클린(doxycycline, DOXY)은 고전적인 테트라사이클린(tetracycline)과 비교해 소화관에서 경구제의 흡수는 양호하며 각 장기로의 투과성도 양호하다.
- MINO은 MRSA에서 항균활성이 있지만 세균혈증이나 심내막염 등 중증인 감염에서는 감수성이 있다해도 사용해서는 안 된다.
- MINO은 점적으로도 사용할 수 있다.
- DOXY은 폐렴알균(PRSP는 제외), Hib(BLNAR은 제외)에서 효과가 있다. DOXY은 매독 치료나 말라리아 예방에서도 사용할 수 있다.
- 뼈에 색소침착이 있으므로 8살 이하에게는 사용하지 않는다. 임신, 수유 중에도 금기이다.
- 와파린(warfarin), 항경련제, 리팜피신(rifampicin, RFP)등과 약제 상호작용이 있어 농도에 주의해야 한다. 광피부병(photodermatosis)에도 주의한다.

미노사이클린(minocycline, MINO)

투여법: 점적, 경구

임신: D, 수유: 불가능

생체이용률(bioavailability): 90%

일반 투여량:
경구, 점적으로 100mg을 12시간마다

신장 기능장애 환자의 추가 투여량:
간대사로 조절 불필요

독시사이클린(doxycycline, DOXY)

투여법: 경구
임신: D, 수유: 불가능
생체이용률(bioavailability): 90%

일반 투여량:
100mg을 1일 2회

신장 기능장애 환자의 추가 투여량:
간대사로 조절 불필요

◎ 글라이실사이클린(glycylcycline)계

티제사이클린(tigecycline)

투여법: 점적
임신: D, 수유: 불명

범위와 특징:

- 테트라사이클린계의 범위와 함께 VRE(반코마이신 내성 장알균, vancomycin-resistant *Enterococcus*), 많은 그람음성막대균[녹농균(*Pseudomonas aeruginosa*), 프로테우스(*Proteus*), 프로비덴시아(providencia)를 제외], 혐기성균도 커버할 수 있다.
- 테트라사이클린의 내성화 구조를 극복한 글라이실사이클린(glycylcycline)계의 신규 항균제이다.
- 녹농균, 프로테우스에서는 효과가 없지만, ESBL 생성균이나 다약제내성 아시네토박터(multipledrug-resistant *Acinetobacter*, MDRA)에 효과를 기대할 수 있는 내성균 치료제이다.
- 혐기성균도 커버할 수 있어 내성균이 관련된 복강내 감염증이나 피부연부조직 감염 치료에 좋을 수도 있지만, 혈중농도 저하로 치료에 어려움이 있을 수 있으므로 사용 시 감염내과 전문의와 상담한다.

일반 투여량:
처음 100mg, 두 번째 이후로는 50mg을 12시간마다

신장 기능장애 환자의 추가 투여량:
조절 불필요

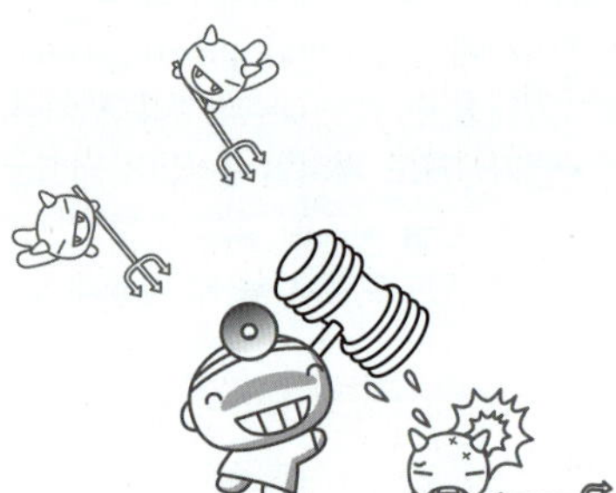

◎ 니트로이미다졸(nitroimidazole)계

메트로니다졸(metronidazole, MNZ)

투여법: 점적, 경구

임신: B(초기 3개월은 금기), 수유: 불가능

생체이용률(bioavailability): 90%

범위와 특징:

- 혐기성균[프로피오니박테륨 아크네(*Propionibacterium acnes*)와 방선균(*Actinomyces*)을 제외], *Clostridium difficile*, 위나선균(*Helicobacter pylori*), 아메바 이질(amoebic dysentery), 편모충(giardia), 트리코모나스(*Trichomonas*).
- MNZ은 **혐기성균 치료에 매우 중요한 약제**이며 DNA를 손상시켜 빠르게 살균적으로 작용한다.
- 박테로이데스 프라질리스(*Bacteroides fragilis*)를 비롯한 혐기성 그람음성 막대균에 살균적으로 작용하여 내성은 거의 없다.
- 그람양성 혐기성균에서는 *Clostridium difficile*에 유효하며 가격도 VCM보다 매우 싸다. VRE 대책으로도 이점이 있으며 **클로스트리듐 디피실 감염(*Clostridium difficile* infection, CDI)의 제1선택제 중 하나**이다.
- 클린다마이신(clindamycin, CLDM)과는 다르며 사슬알균이나 포도알균에서는 효과가 없다.
- 호기성 그람음성균에서도 효과가 없으며 일반적으로 cephem계, 뉴퀴놀론계, ST 복합제 등과 병용된다.
- 소화관에서 경구제의 흡수는 매우 훌륭하며 중추신경계를 포함해 각 장기로의 투과성도 매우 좋기 때문에 뇌농양(brain abscess) 치료에 사용할 수 있다.
- 술에 대한 금단현상이라는 부작용이 있으므로 알코올 섭취를 금지한다.
- 와파린(warfarin)과 약제 상호작용이 있으므로 주의한다.
- 가역성의 마비나 소화기계 증상이 나타나는 경우가 있다.
- 매우 싼 가격의 약제이며 경도~중증도의 CDI 치료에서는 고가인 VCM을 상용하지 않을 수 있다(VRE 문제도 있다).
- 주사제도 판매되고 있으며 혐기성균에 효과가 적은 cephem계나 뉴퀴놀론계와의 병용으로 뇌농양이나 복강 내 감염증에 사용할 수 있다.

일반 투여량:
점적: 250~500mg을 8시간마다
경구: 1500mg을 3회 나눠서

신장 기능장애 환자의 추가 투여량:
조절 불필요

◎ 설파제(sulfonamide)계

설파메톡사졸 트리메토프림(sulfamethoxazole trimethoprim, ST) 복합제

투여법: 점적, 경구
임신: C, 수유: 가능
생체이용률(bioavailability): 90~100%

범위와 특징:

- MRSA(methicillin-resistant *Staphylococcus aureus*)를 포함하는 황색포도알균, 감수성인 폐렴알균이나 장내세균.
- *Stenotrophomonas maltophilia*나 버크홀데리아 세파시아(*Burkholderia cepacia*), **폐포자충증(*Pneumocystis*)**, **노카르디아(*Nocardia*)**에는 제1선택제이다.
- 설파메톡사졸(sulfamethoxazole, S)과 트리메토프림(trimethoprim, T)이 각각 엽산(folic acid) 합성을 억제하며 각각은 정균적이지만 복합제로는 살균적으로 작용한다.
- 복합제로 인한 내성 획득 가능성이 적어지는 것이 기대된다.
- 소화관에서 흡수도 양호하며 정맥주사와 같은 농도를 얻을 수 있다.
- 중추신경, 전립선 등에서 투과성도 양호하다.
- 대부분의 그람양성균, 그람음성균에 유효하지만 **녹농균과 혐기성균에서는 항균활성이 없다.**
- 그람양성균은 MRSA에도 효과가 있지만, VCM과 비교하여 항균활성이 극히 적기 때문에 혈류감염이나 중증일 경우에는 사용하지 않는다. 폐렴알균은 페니실린 내성이 아니라면 유효하다.

- 그람음성균은 대부분의 장내세균에서 유효하지만 내성화가 진행되므로 주의한다.
- 살모넬라(*Salmonella*)나 이질로 인한 장관감염에서는 감수성이 있다면 사용할 수 있다.
- Hib이나 모락셀라 카타랄리스(*Moraxella catarrhalis*)에도 감수성이 있다면 효과가 있다.
- **예르시니아(*Yersinia*), 에어로모나스(*Aeromonas*), 브루셀라(*brucella*), 등포자충(*Isospora*), 원포자충(*Cyclospora*), 톡소플라즈마(*Toxoplasma*)**에서도 효과가 있다.
- 부작용은 소화관 증상, 발진, Cr 증가, 고칼륨혈증, 범혈구감소증(pancytopenia)이 있으며, 임신 중 투여는 금기이다. 와파린, 메토트렉세이트(methotrexate), 디기탈리스(digitalis)제제, 페니토인(phenytoin), RFP와 약제 상호작용이 있으므로 주의한다.
- 혈압 강하약인 ACE 억제제나 안지오텐신(angiotensin) 수용체 억제제와의 병용은 사망률 상승의 보고가 있으므로 피한다.

일반 투여량:
요로감염: 4정을 2회 나눠서
주폐포자충 폐렴: trimethoprim을 기준으로 5mg/kg(점적)을 8시간마다 또는 12정을 3회 나눠서

신장 기능장애 환자의 추가 투여량:

50≦eGFR(mL/min)<80	조절 불필요
10≦eGFR(mL/min)<50	3mg/kg을 12시간마다 또는 6정을 2회 나눠서
eGFR(mL/min)<10	기본적으로는 사용하지 않지만 주폐포자충 폐렴에서는 2mg/kg(점적)을 12시간마다 또는 4정을 2회 나눠서
혈액투석 환자	투석 후 5mg/kg 추가 투여

◎그 외

리팜피신(rifampicin, RFP)

투여법: 경구

임신: C, 수유: 가능
생체이용률(bioavailability): 70~100%

범위와 특징:

- RFP는 항결핵약 이외의 용도가 있는 약제이다.
- **대부분의 그람양성균, Hib, 수막알균, 임균, 모락셀라카타랄리스, 재향군인병, 브루셀라 등의 그람음성균, 로도코커스(*Rhodococcus*), 클라미디아(*chlamydia*)**에 효과가 있다.
- 단일요법은 갑자기 내성이 생길 수 있으므로 단시간의 예방 투여(결핵, Hib나 뇌수막염환자 접촉자)를 제외하고 금기이다.
- **사용 시 감염내과 전문의와 상담이 바람직하다.**
- 소화관에서의 흡수, 장기 투과성은 매우 양호하다.
- **생체이물인 균막(biofilm)에 잘 침투**하기 때문에 MRSA 등의 이물감염증에서 병용되는 경우도 있다. PRSP로 인한 뇌수막염에 사용하는 경우가 있다.
- 부작용은 발진, 발열, 간장애, 혈소판 감소 등. **대부분의 약제와 상호작용**이 되므로 주의가 필요하다.

11

일반 투여량:
용도에 따라 달라진다.

신장 기능장애 환자의 추가 투여량:
조절 불필요

▣ 항진균제(antifungal agent)

추천 또는 주의해야 하는 약물

플루코나졸(fluconazole, FLCZ), 보리코나졸(voriconazole, VRCZ), 미카판긴(micafungin, MCFG), 암포테리신 B[리포좀 제제(liposomal amphotericin B, L–AMPH)]

◎ 아졸(azole)계

- 진균의 세포막인 에르고스테롤(ergosterol)의 합성을 억제하는 것으로 정균적으로 작용한다.
- 구조에 따라 고전적인 이미다졸(imidazole)계[케토코나졸(ketoconazole), 미코나졸(miconazole)]와 트리아졸(triazole)계[이트라코나졸(itraconazole), 플루코나졸(fluconazole)]가 있으며 전자는 약제 상호작용이 많고 흡수·투과성이 좋지 않으며 주로 외용제로 사용되고 있다.

플루코나졸(fluconazole, FLCZ)

투여법: 점적, 경구

임신: C, 수유: 불가능

생체이용률(bioavailability): 90%

Fosfluconazole(F-FLCZ):

투여법: 점적

임신: C, 수유: 불가능

범위와 특징:

- **칸디다(*Candida*), 크립토코쿠스(*Cryptococcus*)에 유효.**
- 단, 칸디다 글라브라타(*Candida glabrata*)에서는 고용량이 필요. 칸디다 크루세이(*Candida krusei*)에서는 효과가 없다.
- **아스페르길루스(*Aspergillus*) 등과 같은 사상균(filamentous fungus)에서는 효과가 없다.**

12

- 칸디다증(candidiasis), 크립토콕쿠스 뇌수막염(cryptococcal meningitis)의 유지 치료나 2차예방, 조혈모세포이식(stem cell transplantation)의 칸디다증의 예방에 사용할 수 있다.
- 중추신경계(CNS) 등에서의 투과성은 양호. 소화관에서의 흡수는 우수하므로 경구제와 주사제의 효과는 다르지 않다.
- 부작용은 경도의 소화관, 간 기능장애 정도가 있다.
- 페니토인(phenytoin), 시클로스포린(cyclosporine), RFP 등 약제 상호작용은 주의한다.
- F-FLCZ은 FLCZ의 전구약물(prodrug)이며 수액량이나 투여 시간을 감량할 수 있지만 고가이다.

일반 투여량:

100mg~400mg/day, 최대 800mg/day

신장 기능장애 환자의 추가 투여량:

50≦eGFR(mL/min)<80	일반 투여량
10≦eGFR(mL/min)<50	일반 투여량의 1/2
eGFR(mL/min)<10	일반 투여량의 1/4
혈액투석 환자	투석 후에 200mg 추가

이트라코나졸(itraconazole, ITCZ)

투여법: 점적, 경구

임신: C, 수유: 불가능

생체이용률(bioavailability): 불량

범위와 특징:

- 이미다졸계와 같이 약제 상호작용, 남성 호르몬 작용이 있으며 소화관에서의 흡수나 투과성이 좋지 않다.
- 플루코나졸의 범위와 함께 **아스페르길루스(*Aspergillus*), 히스토플라스마(*Histoplasma*) 등의 유입진균증**(두형태곰팡이, dimorphic fungus)에 효과가 있다.
- 혈액질환에 대한 예방 투여에 대해서는 확립되지 않았다.

- 음성 변력작용으로 심부전이 악화된 보고가 있다.
- 정제는 캡슐보다 흡수가 개량되었다.
- 정제는 공복 시, 캡슐은 식사와 함께 내복한다.

일반 투여량:
점적: 첫날은 200mg을 12시간마다, 그 후에는 200mg/day
경구: 100~200mg/day

신장 기능장애 환자의 추가 투여량:

10≦eGFR(mL/min)	조절 불필요
eGFR(mL/min)<10	일반 투여량의 1/2
혈액투석 환자	100~200mg을 12~24시간마다

보리코나졸(voriconazole, VRCZ):

투여법: 점적, 경구
임신: D, 수유: 불명
생체이용률(bioavailability): 96%

범위와 특징:
- FLCZ은 양호한 흡수, 투과성을 유지하면서 **아스페르길루스**[*Aspergillus* (AMPH이 효과가 없는 아스페르길루스 테우스에서도 효과 있음)]나 **푸사륨(*Fusarium*)**, ***Scedosporium***으로 범위가 넓어진다.
- **털곰팡이증(mucormycosis) 등의 접합균(zygomycetes)에서는 효과가 없다.**
- 침습성 아스페르길루스증에 대해서는 제1선택제이지만 칸딘(candin)계와 병용해도 좋다.
- 부작용으로 일과성 시력장애가 나타나는 경우가 있다. 약제 상호작용에도 주의해야 한다.
- 농도 측정을 하여 최소농도를 2~5.5mg/L로 유지한다.
- 내복은 공복 시 실시한다. 특히 지방이 많은 식사는 흡수를 방해한다.

일반 투여량:
첫날은 6mg/kg을 12시간마다, 그 후에는 4mg/kg을 12시간마다

신장 기능장애 환자의 추가 투여량:

50≦eGFR(mL/min)<80	조절 불필요
10≦eGFR(mL/min)<50	경구제는 일반 투여량. 정맥주사는 피한다 (정맥주사의 첨가제가 축적되기 때문에)
eGFR(mL/min)<10	경구는 일반 투여량. 정맥주사는 피한다
혈액투석 환자	경구는 일반 투여량. 정맥주사는 피한다

◎ 칸딘(candin)계

미카판긴(micafungin, MCFG): [카스포펀진(caspofungin)도 같은 계통]

투여법: 점적

임신: C, 수유: 주의

범위와 특징:

- 1-3β-D glucan synthase을 억제하고 균의 세포벽 합성을 억제하여 살균적 효과를 발휘한다.
- 주사제만이며 경구제는 없다.
- 중추신경계(CNS)나 안구 내에서 투과성은 좋지 않다.
- 범위는 주로 **아스페르길루스와 칸디다**만으로, 아졸 내성인 칸디다에 효과가 있다. *Candida parapsilosis*에 대한 최저발육저지농도(MIC)는 높은 경향이 있지만, 변곡점(breakpoint)이 개정되어 대부분이 감수성으로 취급된다.
- 부작용이나 약제 상호작용은 적다.
- 칸디다혈증[(candidemia), 특히 아졸 내성]인 제1선택제, 침습성 아스페르길루스증(aspergillosis)인 제2선택제, 열성 호중구 감소증, 조혈세포이식 시의 예방 등에 사용된다.

일반 투여량:

100~150mg/day, 최대 300mg/day

예방 투여는 50mg/day

12

신장 기능장애 환자의 추가 투여량:
조절 불필요

간 기능장애 환자의 추가 투여량:
중증인 간 기능장애 환자(Child C)는 절반 정도만 투여하거나 아예 투여하지 않는다.

◎ 폴리엔 마크롤라이드(polyene macrolide)계

범위와 특징:

- 진균의 세포막인 에르고스테롤(ergosterol)에 직접 작용하여 살균적인 효과도 나타난다.
- AMPH에는 고전적인 것과 리포좀 제제(L-AMPH)가 있으며 **L-AMPH가 신장 기능장애와 같은 부작용이 적다**
- 중추신경계(CNS) 투과성은 좋지 않다.
- 발열, 신장 기능장애, 전해질 이상(저칼륨증, 저마그네슘증) 등 부작용이 많으며 사용하기 어려운 약제이지만, 아직까지 중증인 진균증에서는 가장 신뢰할 수 있는 약제이다.
- **대부분의 진균에 효과가 있으며, 칸디다 루시타니아에(*Candida lusitaniae*), *Scedosporium apiospermum*, 푸사륨(*Fusarium*), *Trichosporon beigelii*, 아스페르길루스테레우스(*Aspergillusterreus*), 아스페르길루스플라부스(*Aspergillus flavus*)에서는 효과가 없다.** 원생동물에서는 리스테리아(leishmaniasis)에 효과가 있다.

12

암포테리신 B(amphotericin B, AMPH)

투여법: 점적
임신: B, 수유: 불명

부작용 대책:
1. 발열에 대해 전처치[아세트아미노펜(acetaminophen), 항히스타민제(antihistamine), 스테로이드(steroid)의 전 투여]를 실시한다.

2. 처음 투여는 3시간 이상의 투여 속도로 투여한다.
3. 신장 기능장애 예방으로 생리식염수 500~1,000mL의 전 부하를 실시한다 (Cr 2.5mg/dL까지는 지속한다).
4. 정맥염 예방에서는 중심정맥에서 투여, 헤파린 1,000IU를 혼합주사한다.

일반 투여량:
- 목표유지량: 0.5mg/kg/day(칸디다), 0.7mg/kg/day(클립토코쿠스), 1.0~1.5mg/kg/day(아르페르길루스, 털곰팡이증)
- 천천히 속도를 증가하여 투여하는 것은 불필요
- 10mg→20mg→30mg와 8시간마다 증량, 두 번째부터 목표유지량으로.

신장 기능장애 환자의 추가 투여량:
조절 불필요

암포테리신 B[리포좀 제제(liposomal amphotericin B, L-AMPH)]

투여법: 점적
임신: B, 수유: 불명

특징:
- 일반 AMPH보다 발열이나 신장 기능장애가 적다. 처음부터 일반 투여량을 1시간 정도로 투여하면 좋다. 고가인 것이 단점이다.

일반 투여량:
칸디다혈증: 3~5mg/kg
열성 호중구 감소증: 3mg/kg
클립토코쿠스 뇌수막염: 4mg/kg+5-FC(250mg/dL을 1일 4회)
아스페르길루스증: 5mg/kg
털곰팡이증: 10~15mg/kg

신장 기능장애 환자의 추가 투여량:
조절 불필요

◎그 외 항진균제

플루시토신(5-flucytosine, 5-FC)

투여법: 경구

임신: C, 수유: 중지

생체이용률(bioavailability): 75~90%

범위와 특징:

- 진균 내에서 5-플루오로시토신이 되어 DNA 합성을 억제하는 작용을 한다.
- 칸디다, 크립토코쿠스, 아스페르길루스에 항균활성이 있지만 **단일요법에서는 급속도로 내성이 생긴다.** 그러므로 다른 약제와 병용하여 사용한다.
- 한편, 병용요법으로 효과가 증명되어 있는 것은 크립토코쿠스 뇌수막염뿐이다.
- 골수 억제의 부작용이 있다. 소화관에서의 흡수는 매우 양호하며 경구제만 있다.

일반 투여량:

칸디다: 12.5mg/kg을 6시간마다

크립토코쿠스: 25.0mg/kg을 6시간마다

신장 기능장애 환자의 추가 투여량:

50≦eGFR(mL/min)<80	일반 투여량을 12시간마다
10≦eGFR(mL/min)<50	일반 투여량을 16시간마다
eGFR(mL/min)<10	일반 투여량을 24시간마다
혈액투석 환자	일반 투여량을 투석 후 투여

12

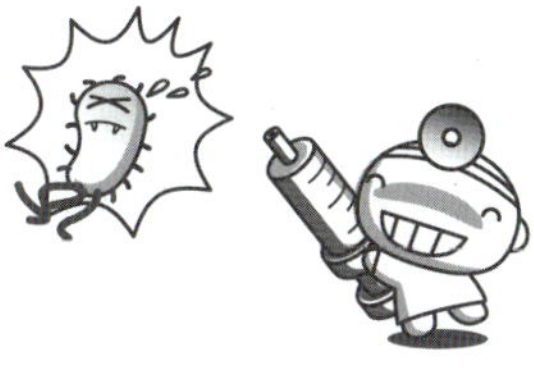

▣ 항바이러스제(antiviral drug)

전문성이 높은 HIV(human immunodeficiency virus), 바이러스간염 치료제는 생략하고, 단순헤르페스바이러스(herpes simplex virus, HSV), 인플루엔자 치료제만 간단하게 정리했다.

추천 또는 주의해야 하는 약물

아사이클로비르(acyclovir), 발라시클로버(valacyclovir), 오세타미비르(oseltamivir)

아사이클로비르(acyclovir)

투여법: 점적(경구도 있지만 추천하지는 않는다)
임신: B, 수유: 불명
생체이용률(bioavailability): 10~30%

범위와 특징:

- 바이러스의 DNA 중합효소(DNA polymerase)를 억제한다.
- 단순포진(herpes simplex), 수두대상포진바이러스(varicella-zoster virus)의 치료제이지만, 약한 CMV(거대세포바이러스, cytomegalovirus) 활성도 있다.
- 경구제의 흡수가 좋지 않으므로 경구제 치료로는 발라시클로버를 선호하며, 중추신경계(CNS)로 잘 투과한다.
- 신장 기능장애가 주요 부작용이며, 예방으로는 충분한 수액을 투여한다. 신장기능으로 인한 조절이 필요하다.
- 수두는 발진 출현 후 24시간, 대상포진은 3일 이내에 투여하면 증상이 경감하고 치유를 촉진할 수 있다. 뇌염, 폐렴, 중증사례에서는 정정맥주사를 실시한다.

일반 투여량:

단순헤르페스뇌염(herpes simplex encephalitis): 10mg/kg을 8시간마다

신장 기능장애 환자의 추가 투여량:

50≦eGFR(mL/min)<80	10mg/kg을 8시간마다
25≦eGFR(mL/min)<50	10mg/kg을 12시간마다
10≦eGFR(mL/min)<25	10mg/kg을 24시간마다
eGFR(mL/min)<10	5mg/kg을 24시간마다
혈액투석 환자	5mg/kg을 투석 후 투여

발라시클로버(valacyclovir)

투여법: 경구

임신: B, 수유: 불명

생체이용률(bioavailability): 54%

특징:

- 경구 아사이클로비르의 전구약물(prodrug)이며 소화관에서의 흡수가 개선되었다. 아사이클로비르보다 적은 투여량, 적은 횟수의 투여가 가능하다.
- 부작용은 적으며 드물게 메슥거림이나 발진이 있다.

일반 투여량:

대상포진: 3g을 3회 나눠서

음부포진[herpes genitalis, (처음 발병)]: 1g을 2회 나눠서

음부포진 억제 치료: 500mg을 1회

성인수두: 발진 출현 24시간 이내에 2g을 2회로 나눠서 투여 시작

신장 기능장애 환자의 추가 투여량:

50≦eGFR(mL/min)<80	3g을 3회 나눠서
30≦eGFR(mL/min)<50	2g을 2회 나눠서
10≦eGFR(mL/min)<30	1g을 1회
eGFR(mL/min)<10	500mg을 1회
혈액투석 환자	500mg을 투석 후 투여

13

간사이클로비르(ganciclovir)

투여법: 점적

임신: C, 수유: 중지

생체이용률(bioavailability): 5%

특징:

- 아사이클로비르보다 강한 CMV(거대세포바이러스, cytomegalovirus) 활성이 있다.
- 경구제의 흡수는 좋지 않으며 중추신경계(CNS)로의 투과성은 있다. 골수억제에 주의한다.

일반 투여량:

CMV 망막염, 폐렴, 뇌염, 장염, 조혈간세포 이식에서의 선제 치료 등: 5mg/kg을 12시간마다

신장 기능장애 환자의 추가 투여량:

50≦eGFR(mL/min)<70	2.5mg/kg을 12시간마다
25≦eGFR(mL/min)<50	2.5mg/kg을 24시간마다
10≦eGFR(mL/min)<25	1.25mg/kg을 24시간마다
eGFR(mL/min)<10	1.25mg/kg을 주 3회
혈액투석 환자	1.25mg/kg을 주 3회 투석 후 투여

발간시클로버(valganciclovir)

투여법: 경구

임신: C, 수유: 불명

생체이용률(bioavailability): 60%

특징:

- 간사이클로비르와 비교하여 소화관 흡수가 개선되어 있다.

일반 투여량:

CMV 망막염, 고형장기 이식에서의 예방 투여: 900mg을 하루 1일 2회

신장 기능장애 환자의 추가 투여량:

60≦eGFR(mL/min)<80	900mg을 1일 2회(유지 치료에서는 1일 1회)
40≦eGFR(mL/min)<60	450mg을 1일 2회(유지 치료에서는 1일 1회)
25≦eGFR(mL/min)<40	450mg을 1일 1회(유지 치료에서는 격일 투여)
10≦eGFR(mL/min)<25	450mg을 격일 투여(유지 치료에서는 주 2회)
eGFR(mL/min)<10	투여를 권장하지 않음
혈액투석 환자	투여를 권장하지 않음

오셀타미비르(oseltamivir)

투여법: 경구

임신: C, 수유: 불명

생체이용률(bioavailability): 75%

범위와 특징:

- 뉴라미니다제 억제제(Neuraminidase inhibitors). A, B형 인플루엔자에 모두 효과가 있으며, 조류 인플루엔자에 효과가 있을 수도 있다.
- 경구제로 치료와 예방에 효과가 있다.
- 메슥거림·구토, 두통 등의 부작용이 있다.
- 증상발생 48시간 이내에 투여하면 12시간 정도 빠르게 열이 내린다. 중증화를 막거나 사망률을 줄이는 것에 대해서는 확실하게 증명되지 않았다. 1일 1회 요법은 노출 후 예방에도 효과가 있다.

일반 투여량:

150mg을 2회 나눠서

신장 기능장애 환자의 추가 투여량:

50≦eGFR(mL/min)<80	일반 투여량
10≦eGFR(mL/min)<50	75mg을 1일 1회
eGFR(mL/min)<10	불분명
혈액투석 환자	충분한 데이터가 없음. 30mg을 투석 후에만 투여

자나미비르(zanamivir)

투여법: 흡입
임신: B, 수유: 불명
생체이용률(bioavailability): 4~17%

특징:

- 뉴라미니다제 억제제. A, B형 인플루엔자에 모두 효과가 있으며, 조류 인플루엔자에 효과가 있을 수도 있다.
- 흡입제로 치료와 예방에 효과가 있다.
- 기침의 악화나 기관지 연축의 부작용이 있으므로 천식이 있는 환자에게는 사용하지 않는다.
- 증상발생 48시간 이내에 투여하면 12시간 빠르게 열이 내린다. 중증화를 막거나 사망률을 줄이는지는 확실하게 증명되지 않았다.

일반 투여량:
1 blister-5mg×2회 흡입을 1일 2회

신장 기능장애 환자의 추가 투여량:
조절 불필요

페라미비어(peramivir)

투여법: 점적
임신: 불명, 수유: 불명

특징:

- 주사제인 뉴라미니다제 억제제.
- 원칙적으로 외래에서는 사용하지 않는다. 입원을 요하는 중증인 인플루엔자 합병증을 갖고 있는 환자에게 경구제, 흡입제를 사용할 수 없는 경우에만 사용된다.
- 사용 시, 감염내과 전문의와 상담이 필요하다.

일반 투여량:
300~600mg을 단회 투여

신장 기능장애 환자의 추가 투여량:

50≦eGFR(mL/min)<80	300~600mg을 단회 투여
30≦eGFR(mL/min)<50	100~200mg을 단회 투여
10≦eGFR(mL/min)<30	50~100mg을 단회 투여
혈액투석 환자	투석 후 50~100mg을 단회 투여

라니나미비어(laninamivir)

투여법: 흡입

특징:
- 1일 1회 2번 흡인으로 단회 투여할 수 있는 뉴라미니다제 억제제. 편리한 것 같지만 최근 해외에서 유효성이 나타나지 않아 개발이 중지되었다. 필자는 처방한 적이 없다.

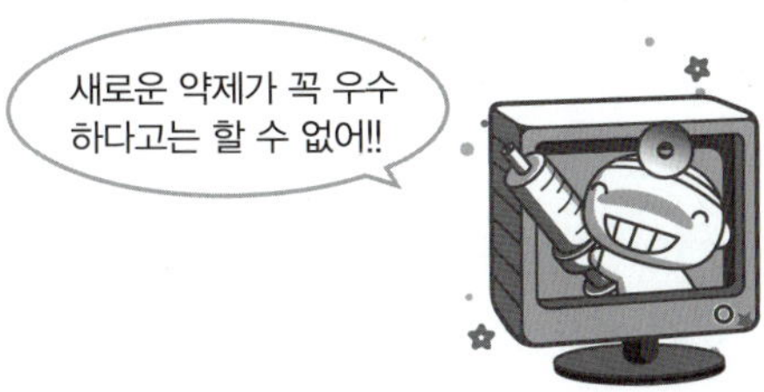

※ 항균제 범위를 쉽게 알 수 있는 표

◎: 제1선택제, ○: 좋은 선택, △: 감수성 주의, x : 사용하지 않음

항균제	사슬알균/장알균	MSSA	MRSA	지역사회 그람음성막대균	병원 내 그람음성막대균
PCG	◎	x	x	x	x
ABPC	◎	x	x	△	x
ABPC/SBT	O	O	x	O	x
PIPC/TAZ	O	O	x	O	◎
CEZ	O / x	◎	x	△	x
CMZ	O / x	O	x	O	x
CTRX	O / x	O	x	◎	△
CAZ	x	x	x	O	O
CFPM	O / x	O	x	O	◎
AZT	x	x	x	O	O
MEPM	O / x	O	x	O	◎
GM	x	x	x	O	O
CPFX	△ / x	△	x	O	O
LVFX	O / x	O	x	O	O
MINO	△ / x	△	△	△	x
ST	△ / x	△	△	△	x
VCM	O	O	◎	x	x
DAP	O	O	O	x	x
LZD	O	O	O	x	x
AZM	△ / x	△	x	△	x
CLDM	△ / x	△	x	x	x
MNZ	x	x	x	x	x

ESBL 생성균	혐기균	그 외 범위	참고사항
x	△	◎: spirochete	
x	△	◎: *Listeria*	AMPC 경구제 동일
△	◎	◎: *Acinetobacter*	AMPC/CVA 경구제 동일
O	◎		
x	x		CEX 경구제 동일
△	O		
x	x		cefditoren pivoxil 경구제 동일
x	x		
△	x	O: AmpC 생성균	
x	x		β-lactam 알레르기 ◎
◎	◎	◎: AmpC 생성균, *Listeria* O: *Nocardia*	일부 아미노글리코시드계는 결핵에 유효
O	x	◎: 야생토끼병(tularemia), 흑사병(plague)	장알균에 대해 다른 약제와 병용하여 상승 효과 있음
O	x	O: 비정형균, 항산균	
O	x	◎: 비정형균 O: 항산균	
△	△	◎: 비정형균, 브루셀라(*Brucella*), 콕시엘라(Q열), 보렐리아(*Borrelia*)	
△	x	◎: 폐포자충증(*Pneumocystis*), 스테노트로포모나스(*Stenotrophomonas*), 노카르디아(*Nocardia*) O: 리스테리아(*Listeria*)	
x	△	O: *Clostridium difficile*(경구)	
x	△		폐렴X
x	x		
x	x	◎: 비정형균, 백일해(*B.pertussis*), 캄필로박터(*Campylobacter*) O: 임균(*gonococcus*), Hib(비결핵항산균에서는 다양한 약제와 병용에서 ◎)	
x	O		독성쇼크(toxic shock)로 병용
x	◎	◎: CD, 트리코모나스(*Trichomonas*), 아메바, 편모충(giardia)	

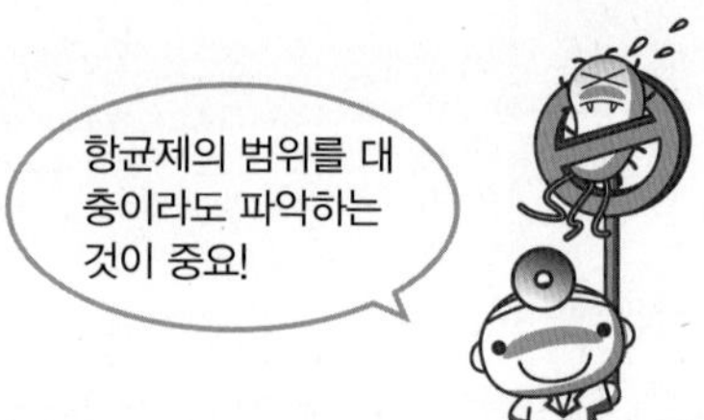
항균제의 범위를 대
충이라도 파악하는
것이 중요!

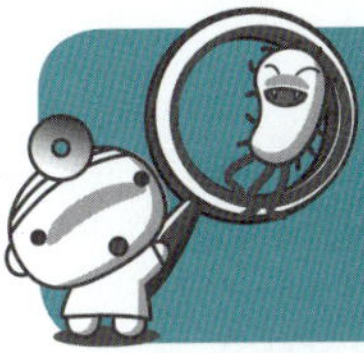

제2장 임상에서 필요한 미생물학 최소한의 본질(minimum essence)

▣ 그람염색 추천

그람염색은 감염증 진료의 극히 일부분이지만 검체의 평가, 미생물학의 이해, 또한 적절한 항균제 사용에서 꼭 필요한 검사이다. 연수의일 때 가능하다면 직접 눈으로 그람염색을 확인하는 습관을 들이도록 한다. 아래에 그람염색과 균의 형태에 따른 분류를 정리했다.

◎ 그람양성알균: 포도 모양

황색포도알균(*Staphylococcus aureus*)

특징:

- 대표적인 그람양성알균으로 코아귤라아제(coagulase)가 양성인 포도알균이다.
- 이물과 상처를 선호하는 경향이 있으며 쉽게 혈류감염을 일으킨다.
- 심지어 혈류감염의 합병증으로 감염성 심내막염(infective endocarditis), 심부 농양, 화농성 척추염 등의 전이 병변이 생기기 쉽다.

14

나타날 수 있는 대표적 감염증:

- **피부감염, 골수염, 화농성 관절염, 패혈증, 카테터 관련 혈류감염, 수술부위 감염 그리고 감염성 심내막염염** 등을 일으킬 수 있다.
- 인플루엔자(influenza) 후나 병원성 폐렴(hospital-acquired pneumonia)을 제외한 폐렴의 원인이 되기 어렵다.
- 소변에서의 검출은 역행성 요로감염이 아니라, 패혈증이 나타나는(감염성 심내막염, 세균혈증에서 신장농양, 전립선농양을 의심한다) 경우가 많다.
- 황색포도알균의 독소로 나타나는 질환으로 장염, 독성쇼크증후군(toxic shock syndrome), SSSS(staphylococcal scalded skin syndrome)가 있다.

선택해야 하는 항균제:

MSSA(methicillin-susceptible *Staphylococcus aureus*):

주사제: 제1선택→세파졸린(cefazolin, CEZ), 제2선택→비혈류감염: 클린다마이신(clindamycin, CLDM), 혈류감염: 반코마이신(vancomycin, VCM)

경구제: 세팔렉신(cephalexin, CEX), 아목시실린/클라불라닉산(amoxicillin/clavulanic acid, AMPC/CVA), CLDM

MRSA(methicillin-resistant *staphylococcus aureus*):

주사제: 제1선택→VCM, 제2선택→뎁토마이신(daptomycin, DAP), 테이코플라닌(teicoplanin), 리네졸리드(linezolid, LZD)

경구제: LZD, ST(sulfamethoxazole trimethoprim) 복합제, 미노사이클린(minocycline, MINO)

주의사항:

- **혈액배양검사가 양성인 경우는 1세트라도 원칙적으로 치료**한다.
- 반드시 혈액배양검사의 음성화를 확인한다.
- 음성화되지 않는 경우, 감염성 심내막염이나 골수염, 농양 등의 합병증을 특히 주의하여 검색한다.
- **점적으로 2~4주 동안, 감염성 심내막염에서는 6주간, 골수염에서는 8주간 지속한다.**
- 혈액배양에서 세균이 조기(72시간 이내)에 소실하고 이물이 제거되어 합병증이 없다면 2주 만에 중지가 가능하다(2주 미만일 경우에 중지는 충분하지 않다).
- CLDM, ST 복합제, MINO은 혈류감염에 사용하지 않는다.

14

코아귤라제 음성 포도알균(coagulase-negative *Staphylococcus*, CNS): 표피포도상알균(*Staphylococcus epidermidis*) 등

특징:

- 피부에 항상 존재하는 그람양성알균이며 병원성은 적다.
- **보통은 검출되어도 contamination**이라고 판단하지만, 중심정맥 카테터, 인공판막, 인공관절 등의 **이물 감염증**을 일으킨다.

- 진짜 감염이라고 진단하기 위해서는 같은 검체에서 반복하여 배양양성이 나오거나 **혈액배양 2세트 양성이 필요**하다.
- 인두, 가래, 변에서 검출되어도 치료 대상으로는 하지 않는다.
- 거의(90%) 메티실린내성(MRCNS)이다.

나타날 수 있는 대표적인 감염증:
카테터 관련 혈류감염, 세균혈증, 션트(shunt) 뇌수막염, 복막투석 카테터로 인한 뇌수막염, 감염성 심내막염, 안구내염, 인공관절감염

선택해야 하는 항균제:
- 원칙적으로 반코마이신(VCM)을 사용한다.

주의사항:
- **메티실린에 감수성이 있더라도 다른 약제로 치료 가능한가에 대해서는 감 감염내과 전문의와 상담하는 것이 바람직하다.**

◎ 그람양성알균: 사슬 모양

원칙적으로 페니실린이 효과가 있다.

A군 β-용혈성 사슬알균(group A β-hemolytic *Streptococcus*)

특징:
- 피부, 구강 내에 정착하여 원인균이 되는 그람양성사슬알균이다.
- β용혈(β-hemolysis)로 강한 병원성이 있다.
- C, G, F군도 비슷한 임상 모양을 취하며 특히 고령자에게서 패혈증을 일으키는 경우가 많다.

나타날 수 있는 대표적인 감염증:
인두염, 피부감염증(단독, 봉와직염, 농가진 등), **괴사성 근막염, 독성쇼크증후군**, 감염성 심내막염, 폐렴
감염 후의 면역 반응으로 **류마티스열, 급성신장염**

15

선택해야 하는 항균제:
주사제: 벤질페니실린(benzylpenicillin, PCG)
경구제: 아목시실린(amoxicillin, AMPC), 세팔렉신(cephalexin, CEX), 클린다마이신(CLDM), 마크롤라이드(macrolide)

주의사항:
페니실린에 알레르기가 있는 경우에는 제1세대 cephem계(비아나필락시스), CLDM, 반코마이신(VCM).
- 괴사성 근막염이나 독성쇼크증후군에서는 독소 생산을 억제하는 효과를 기대하며 CLDM을 병용한다.

B군 β-용혈성 사슬알균(group B β-hemolytic *Streptococcus*)

특징:
- 주로 질이나 장관에 정착된 그람양성사슬알균이다.

나타날 수 있는 대표적인 감염증:
신생아의 뇌수막염, 임산부의 요로감염, 폐렴, 성인의 감염성 심내막염, 패혈증

선택해야 하는 항균제:
벤질페니실린(benzylpenicillin, PCG)

폐렴사슬알균(*Streptococcus pneumoniae*)

특징:
- 그람양성쌍알균으로 상기도에 정착되고 있다(특히 소아).
- α-용혈이지만 강한 병원성이 있으며 면역이 정상인 사람에게도 죽음에 이를 정도의 감염증을 일으키기 쉽다.
- 협막으로 인해 항체와 호중구 탐식에 저항을 나타내기 때문에 저감마글로불린혈증(hypogammaglobulinemia)이나 비장절제 환자 등의 체액 면역

부전자에게 중증인 감염을 일으킨다.
- 혈액, 수막, 관절액에서 검출된 경우는 확정진단을 내린다.

나타날 수 있는 대표적인 감염증:
폐렴, 부비강염, 중이염, 뇌수막염, 심외막염, 심내막염, 특발성세균성 복막염(spontaneous bacterial peritonitis, SBP), **비장절제 후 급성감염증**

선택해야 하는 항균제:
- 폐렴알균의 벤질세니실린(benzylpenicillin, PCG)에서의 내성은 MIC(minimum inhibitory concentration)에 따라 분류되어 선택해야 하는 약제도 감염장기와 내성 정도에 따라 변한다.

□ **PSSP(penicillin-susceptible *Streptococcus pneumonia*)(뇌수막염 외)**: MIC 2μg/mL(대부분을 차지함)
□ **PSSP(뇌수막염)**: MIC 0.06μg/mL
주사제: **PCG**, 암피실린(ampicillin, ABPC)
경구제: 아목시실린(amoxicillin, AMPC)
□ **PISP(penicillin intermediate-resistant *Streptococcus pneumoriae*) (뇌수막염 외)**: MIC 4μg/mL
주사제: 고용량 PCG, **세프트리악손(ceftriaxone, CTRX)**
경구제: AMPC(고용량)
□ **PISP(뇌수막염)**: MIC 0.12μg/mL~ MIC1.0μg/mL
CTRX±반코마이신(vancomycin, VCM)
□ **PRSP(penicillin-resistant *Streptococcus pneumonia*)(뇌수막염 외)**: MIC 8μg/mL(드묾)
주사제: CTRX, 고용량 페니실린, 레보플록사신(levofloxacin, LVFX), 카바페넴계
경구제: Respiratory quinolone
□ **PRSP(뇌수막염)**: MIC≥2μg/mL(드묾)
□ VCM±리팜피신(rifampicin, RFP)±CTRX(감염내과 전문의와 상담)

15

주의사항:

- 소변 폐렴알균 항체검사는 민감도가 낮으므로(70% 정도), 예외로 사용하지 않는다.
- 23가 폐렴알균 백신은 세균혈증(bacteremia)의 위험을 낮출 수 있다. 보다 면역자극이 강한 13가 단백결합 백신도 고령자에게 접종 가능해졌다.
- 페니실린 내성 폐렴알균이라는 단어가 독보적이지만, **고도의 내성균은 드물며** 실제로는 뇌수막염을 제외하고 **충분한 양의 페니실린을 사용하면 치료 가능**하다.
- 한편으로 마크롤라이드(macrolide) 내성균 증가는 심각하다.
- 추천되는 항균제는 뇌수막염과 뇌수막염 외로 나뉜다.
- 뉴퀴놀론(new quinolone)계를 제1선택으로 하지 않는다.

녹색사슬알균(*Streptococcus viridans*)

특징:

- α-용혈. 상기도, 소화관, 피부에 상주하는 그람양성연쇄알균이다.
- **상기도에서 검출되는 것은 원인균이 아니다.**
- 혈액배양은 오염(contamination)이 있지만, 복수 세트 양성이라면 우선 감염심내막염을 의심한다.
- 치과·경부감염, 아급성 심내막염(subacute endocarditis)의 중요한 원인균.
- 호중구 감염 시 세균혈증(이와 같은 경우에는 페니실린 내성도 있을 수 있다)에서는 중증화도 드물지 않다.
- 특히 ***Streptococcus anginosus*(*Streptococcus milleri* group)는 농양 형성 경향이 강하고 폐농양(lung abscess)이나 농흉(pyothorax) 등 농양성 질환의 원인균이 되기 쉽다.**

나타날 수 있는 대표적인 감염증:

세균혈증(악성종양 환자나 호중구 감소 환자), 감염성 심내막염, 치과, 경부감염, 폐농양, 농흉, 뇌농양, 복강 내 농양

선택해야 하는 항균제:

벤질페니실린(benzylpenicillin, PCG)

15

주의사항:

- 감염성 심내막염에서는 PCG의 MIC(minimum inhibitory concentration) 수치에 따라 치료법이 다르다.
- PCG의 MIC 수치에 따라서는 페니실린에 겐타마이신(gentamicin, GM)을 병용하지만 감염내과 전문의와 상담이 필요하다.

장알균(*Enterococcus*)

특징:

- 장관 내 상주하는 *Enterococcus faecalis*와 고도내성 *Enterococcus faecium*이 주 원인균이 된다.
- 그람염색에서는 폐렴알균과 비슷한 그람양성알균.
- 병원성은 약하지만, 항균제의 효과가 나타나기 어렵다.
- *Enterococcus faecalis*는 지역사회 감염이 일반적이며 페니실린이 유효.
- *Enterococcus faecium*은 의료기관 관련 감염이 일반적으로 페니실린 내성이다.
- **모든 cephem계와 ST 복합제에 내인성 내성이 있다.**
- VRE도 출현하지만, 일본에서는 미국보다 적다.
- 감염성 심내막염 등의 난치성 감염증에서는 완치를 위해서 아미노글리코시드계[GM이나 스트렙토마이신(streptomycin)]나 세프트리악손[(ceftriaxone, CTRX) *Enterococcus faecalis*에 한한다]과의 병용으로 시너지를 얻을 필요가 있다.

15

나타날 수 있는 대표적인 감염증:

요로감염, 복강 내 감염[천공성 복막염(perforative peritonitis), 담관염(cholangitis), 게실염(diverticulitis) 등], 감염성 심내막염, 당뇨병성 괴저 등의 복잡성 피부연부조직감염, 카테터 관련 혈류감염, 카테터 관련 요로감염, 수술부위 감염, 패혈증. 보통은 폐렴을 일으키지 않는다(가래에서 검출 되더라도 대부분 원인균이 아니다).

선택적 치료제:

주사제: 암피실린(ampicillin, ABPC)이 제1선택

경구제: 아목시실린(amoxicillin, AMPC)

선택적 치료제에 과민반응이 있거나 고도내성이 확인되는 경우:

주사제: 제1선택→반코마이신(vancomycin, VCM), 제2선택→뎁토마이신(daptomycin, DAP), 리네졸리드(linezolid, LZD)

경구제: LZD

주의사항:

- 감염성 심내막염일 때는 GM 또는 CTRX을 병용하여 시너지를 얻는 것이 필요.
- β-lactamase 생성 ABPC 내성균(드묾)에서는 암피실린·설박탐(ABPC/SBT), β-lactamase 비생산인 경우는 VCM.
- ABPC,VCM 모두 내성인 경우 DAP이나 LZD, 고용량 ABPC 등의 병용요법을 실시하지만, 감염내과 전문의와 상담하는 것이 바람직하다.

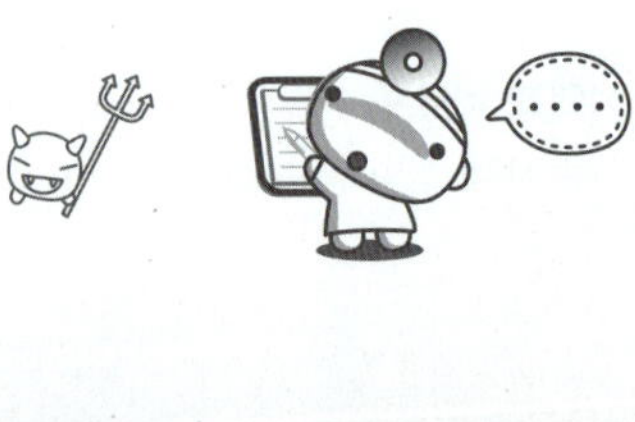

◎ 그람양성막대균

- 비전문의가 알아둬야 할 균은 별로 없는데 리스테리아 모노사이토게네스(*Listeria monocytogenes*)와 세레우스균(*bacillus cereus*)을 알아둬야 한다.
- 클로스트리듐(*Clostridium*)에 관해서는 이 장의 혐기성균(74페이지), 제3장의 클로스트리듐 디피실 감염(*Clostridium difficile* infection, CDI)(166페이지) 항목을 참조한다.

Listeria monocytogenes

특징:
- 소형 그람양성균.
- 자연계에 존재하며 오염되지 않은 유제품, 생야채 등을 통해 식중독의 원인이 된다.
- 저온에서도 증식 가능하므로 식품을 냉동해도 감염을 일으킨다.
- 식중독은 건강한 사람에게서도 발생하지만 패혈증이나 뇌수막염은 세포성 면역기능이 저하한 환자에게서 발생하는 경우가 일반적이다(임신부, 50세 이상, 장기이식, 악성종양, 스테로이드 사용, 악성림프종).

나타날 수 있는 대표적인 감염증:
뇌수막염이나 뇌종양, 세균혈증, 감염성 장염

선택해야 하는 항균제:
암피실린(ampicillin, ABPC)+겐타마이신(gentamicin, GM)

주의사항:
- 감염성 장염은 자연 치료되기 때문에 항균제는 불필요.
- 세프트리악손(ceftriaxone, CTRX)은 뇌수막염의 경험적 치료에 자주 사용되지만 리스테리아(*Listeria*)에는 효과가 없다.

세레우스균(*Bacillus cereus*)

특징:
- 호기성으로 포자를 형성하는 그람양성균. 피부의 상재균이며 자연계에도 존재한다.
- 미생물학적으로는 탄저균(*Bacillus anthrax*)과의 구별이 중요한데 탄저균은 운동성이 없고 용혈이 나타나지 않지만, 세레우스균은 운동성과 용혈이 있다.
- 포자형성으로 인해 알코올 소독에 내성이 있으며 의료기기나 리넨(linen)을 통한 의료기관 관련 감염 보고가 있다.
- 독소를 생산하여 식중독의 원인이 된다(볶음밥이 대표적).
- 혈류성이나 외상 후의 안구내염(endophthalmitis)도 유명하다.

나타날 수 있는 대표적인 감염증:
세균혈증. 안구내염, 감염성 심내막염, 뇌수막염(대부분은 수술 후, shunt 관련), 감염성 장염

선택해야 하는 항균제:
- 반코마이신(vancomycin, VCM), 클린다마이신(clindamycin, CLDM) 감염성 장염은 독소에 의한 것으로 자연적으로 치료되기 때문에 항균제는 불필요하다.

주의사항:
- 혈액배양은 오염이 많으므로 1세트로는 불충분하다.
- 세균혈증은 카테터 관련 혈류감염이 가장 일반적이나 때때로 눈이나 뼈에 파종한다.
- 외국에서는 정맥주사약물 사용으로 일과성 세균혈증이 많다.

◎ 혐기성균

일반 원칙:
- 혐기성균에는 CLDM이 가장 좋은 것은 아니다. 오히려 CLDM 감수성이 적은 *bacteroides fragilis*가 증가하고 있다.
- 혐기성균은 단독이 아니라 **혼합감염**을 취하며 악취를 동반한다.

- 일반적인 **배양으로는 검출되지 않는 경우가 많으며 농양 등 혐기성균에 관련된 감염증에 존재하는 것으로, 경험적 치료 대상**이 된다.
- 예를 들어, 뇌농양, 만성부비동염, 심경부감염, 치원성감염증, 폐농양, 농흉, 흡인성 폐렴, 간담도감염, 복강 내 감염, 골반염증질환(pelvic inflammatory disease, PID), 당뇨병성 족부괴저, 괴사근막염 등이 있다.
- 혐기성균은 **해부학적으로 횡격막의 위쪽과 아래쪽의 감염증으로 나누어 생각한다**.
- 횡격막보다 위쪽의 감염증은 혐기성 그람양성알균으로 페니실린, CLDM이 효과가 있다(일부 β-lactamase 생성균 있음).
- 횡격막보다 아래쪽의 감염증은 혐기성 그람음성막대균으로 β-lactamase 억제제 배합 페니실린, 메트로니다졸(metronidazole, MNZ), 카바페넴(carbapenem)계가 안전하다.
- 배액(drainage)도 중요하다.

◆ 혐기성 그람양성막대균

Clostridium perfringens(웰치균, welch bacillus)

특징:
- 그람양성균으로 포자를 형성한다. 사람의 피부, 장관에 존재한다.

나타날 수 있는 대표적인 감염증:
가스괴저, 괴사성 장염, 간담도감염, 독소로 인한 식중독

선택해야 하는 항균제:
벤질페니실린(benzylpenicillin, PCG)+클린다마이신(clindamycin, CLDM)

주의사항:
- 가스괴저는 항균제 투여와 동시에 죽은조직제거(debridement)도 중요하다. 고압산소요법을 실시하는 경우도 있다.

Peptostreptococcus spp.

특징:

- 그람양성알균. 구강 내, 장관, 질의 상재균.

나타날 수 있는 대표적인 감염증:
구강 내 농양, 폐농양, 뇌농양 등

선택해야 하는 항균제:
PCG, CLDM

◆ 혐기성 그람음성막대균

Bacteroides fragilis

특징:

- 가장 중요한 혐기성 그람음성막대균이다.
- 대변 속의 균 중에서도 가장 많고 횡격막 아래쪽 혐기성균 중에도 제일 많다.
- β-lactamase를 생성하고 내성 경향. 클린다마이신(clindamycin, CLDM)에서의 내성화가 진행되며 선택해야 하는 항균제는 한정되어 있다.

나타날 수 있는 대표적인 감염증:
특히 횡격막 아래의 감염증, 농양, 복막염, 복부농양, 자궁부속기염 등

선택해야 하는 항균제:
주사제: 메트로니다졸[(metronidazole, MNZ), cephem계나 뉴퀴놀론계와 병용하여 사용한다], β-lactamase **억제제 배합 페니실린, 카바페넴계**. 감수성에 주의하며 CLDM, 세프메타졸(cefmetazole, CMZ) 사용
경구제: 아목시실린/클라불란산(AMPC/CVA), MNZ(보통은 뉴퀴놀론계나 ST 복합제와 병용한다)

주의사항:
- 혐기성균을 커버하는 목적으로 CLDM과 카바페넴계나 β-lactamase 억제제 배합 페니실린을 병용하는 의미는 없으며 클로스트리듐 디피실 감염(*Clostridium difficile* infection, CDI) 등의 합병증이나 부작용과 치료 비용을 늘릴 뿐이다.

Fusobacterium spp.

특징:
- 가늘고 긴 형태의 그람음성막대균. 구강 내, 장관의 상재균.

나타날 수 있는 대표적인 감염증:
- 다른 혐기성균과 마찬가지로 **Lemierre 증후군(내경정맥 패혈증성 혈전성 정맥염)**을 일으키는 대표적인 균으로 유명.

선택해야 하는 항균제:
주사제: **CLDM**, ABPC/SBT
경구제: AMPC/CVA, CLDM, MNZ

Prevotella spp.

특징:
- 그람음성알균으로 구강 내, 질의 상재균이다.

나타날 수 있는 대표적인 감염증:
다른 혐기성균과 같음

선택해야 하는 항균제:
주사제: CLDM, MNZ, ABPC/SBT
경구제: AMPC/CVA, CLDM, MNZ

◎ 그람음성알균

- 이 그룹에서 임상상 중요한 균은 3개뿐이다.
- 종종 아시네토박터(*Acinetobacter*)가 형태상 이것들과 헷갈리기 쉬우므로 주의한다.
- 모락셀라 카타랄리스(*Moraxella catarrhalis*), 뇌수막염균 이외의 나이세리아(*Neisseria*)는 가래에서 검출되어도 상재균이므로 치료 대상에 포함되지 않는다.

임균(*Neisseria gonorrhoeae*)

특징:
- 성병으로 인한 요도염의 원인이 되는 그람음성알균. 검출된 경우에는 우선 원인균이라고 생각할 수 있다.
- 요도염으로 진단되면 분비물의 그람염색 민감도가 높다. 중합효소연쇄반응(polymerase chain reaction, PCR)법도 이용할 수 있다.
- 남성의 경우, 대부분은 증상으로 나타나지만 여성의 절반은 무증상이다.
- 파종성 감염증에서는 피부 병변, 관절염, 건초염, 간주위염이 특징이다.

나타날 수 있는 대표적인 감염증:
성병[남성: 요도염, 여성: 자궁경부염, 골반염증질환(pelvic inflammatory disease, PID)], 전립선염, 부고환염, 직장염, 인두염, Fitz-Hugh-Curtis 증후군, 단~소관절성 관절염, 결막염, 파종성 감염증

선택해야 하는 항균제:
세프트리악손(ceftriaxone, CTRX)

주의사항:
- 뉴퀴놀론계 내성균이 증가하고 있으므로 경험적 치료에서의 사용은 추천할 수 없다.
- 동시에 클라미디아(*chlamydia*)도 치료한다.
- HIV(human immunodeficiency virus)를 포함한 다른 성병을 반드시 검사하여야 한다.

18

수막알균(*Neisseria meningitidis*)

특징:

- 13가지의 혈청형이 있으며 A, B, C, W135, X, Y가 중요하다.
- 비구강 내에 정착하여 세균혈증, 뇌수막염, 파종성 감염증을 일으킬 수 있는 그람음성알균이다.
- 비장절제 환자에게서는 심각한 감염이 나타나며, Waterhouse-Friderichsen syndrome(부신출혈)이 유명하다. 급격한 패혈증성 쇼크나 뇌수막염에 자반(purpura)을 동반하는 일반적 경과이다.

나타날 수 있는 대표적인 감염증:

세균성 뇌수막염, 패혈증, 파종성 감염, 호흡기감염

선택해야 하는 항균제:

벤질페니실린(benzylpenicillin, PCG), 세프트리악손(ceftriaxone, CTRX)

주의사항:

- 일본 내에서는 미승인이지만 백신이 있다.
- 환자에게 농후하게 노출된 경우 접촉자(노출자)에게 리팜피신(rifampicin, RFP)이나 시프로플록사신(ciprofloxacin, CPFX)의 예방투여를 검토한다.

Moraxella catarrhalis

특징:

- 종종 비강에 정착하는 그람음성알균이다.
- 병원성은 강하지 않지만 COPD[chronic obstrucive pulmonary disease(만성폐쇄성 폐질환)]의 급성악화, 부비강염, 장기 중이염 등의 폐쇄기점이 있는 경우에는 병원성을 발휘한다.

나타날 수 있는 대표적인 감염증:

COPD 급성악화, 중이염, 부비강염, 후두염, 기관지염, 지역사회 감염

선택해야 하는 항균제:
주사제: 세포티암(cefotiam, CTM), CTRX, ABPC/SBT
경구제: AMPC/CVA(amoxicillin/clavulanic acid), 아지트로마이신(azithromycin, AZM)

주의사항:

- 페니실린분해효소(penicillinase)를 생성하기 때문에 암피실린(ampicillin, ABPC)은 효과가 없다.
- 형태에 따라 아시네토박터(*Acinetobacter*)와 구별이 어려우므로 주의한다.

◎ 그람음성막대균

주로 지역사회 감염을 일으키는 균과 의료관련 감염을 일으키는 균이 있지만, 지역사회 감염을 일으키는 것(병원성은 강하지만 감수성은 양호한 경향)은 주로 기도감염을 일으키는 균, 장내세균, 주로 소화관감염을 일으키는 것으로 나누어 기억해 둔다.

◆ 주로 기도감염을 일으키는 그람음성균

헤모필루스 인플루엔자(*Haemophilus influenzae*)

특징:

- 작은 그람음성막대균으로 그람염색이 초급자인 사람은 놓치기 쉬운 가느다란 균이다.
- 특수한 영양 요구성이 있으며 배양으로는 초콜릿 한천배지가 필요하다.
- 상기도(소아에게서는 20~30%)로 정착하고 주로 기도감염을 일으킨다.
- a~f까지의 형태가 있으며 b형은 Hib라고 불리어 뇌수막염, 후두개염, 패혈증, 비장절제 후 패혈증 등의 침습성 감염증을 일으킨다.
- 원래는 암피실린(ampicillin, ABPC)으로 치료했었지만 지역에 따라 다른 내성균이 증가하여 미국에서는 β-lactamase를 생성하는 주가 많고 암피실린 설박탐(ABPC/SBT)이나 아목시실린·클라불라닉산(AMPC/CVA)을 사용하고 있다.

- 일본 내에서는 BLNAR(β-lactamase-negative, ampicillin-resistant)이 많은 특징이 있어 중증사례에 따른 경험적 치료에서는 세프트리악손(ceftriaxone, CTRX) 또는 뉴퀴놀론계를 선택한다. 경증사례에서는 아지트로마이신(azithromycin, AZM)도 사용할 수 있다.

나타날 수 있는 대표적인 감염증:
폐렴, COPD 악화, 뇌수막염, 후두개염, 부비강염, 중이염, 화농성 관절염, 안와봉와직염

선택해야 하는 항균제:
주사제: 세포티암(cefotiam, CTM), CTRX, 암피실린 설박탐(ABPC/SBT)
경구제: 아목시실린(amoxicillin, AMPC), AMPC/CVA, AZM

주의사항:
- 감수성이 확인된다면 암피실린(ABPC), AMPC이 제1선택제로서 선택될 수 있다.
- BLNAR(β-lactamase-negative, ampicillin-resistant)에는 CTRX 점적, 경구제에서는 뉴퀴놀론계를 사용한다.
- B형 헤모필루스 인플루엔자(*Hemophilus influenza* type B) 백신이 있으며 접종이 이루어지면 침습성 감염을 줄일 수 있게 된다.
- 헤모필루스 파라인플루엔자(*Haemophilus parainfluenzae*)는 상기도의 상재균으로 감염성 심내막염의 원인균, 연성하감균(*Haemophilus ducreyi*)은 연성하감의 원인균이다.

레지오넬라 뉴모필라(*Legionella pneumophila*)

특징:
- 그람음성균으로 구별되지만 검출에는 특수염색이나 특수배지가 필요하다.
- 하천이나 쿨링타워의 냉각수, 인공호흡기, 네뷸라이저(nebulizer), 고온에서도 생식가능하므로 온천수나 24시간 순환식 목욕탕 등의 물 속에서 넓게 분포한다.
- 오염된 물이나 에어로졸(aerosol)의 흡인으로 인해 잠복기 2일~10일에

증상발생한다.

- 위험요인(50세 이상, 흡연, 스테로이드나 면역억제제 사용, 노출경험)이 있는 환자의 중증인 폐렴이나 폐외증상[두통, 의식장애, 설사, P이나 Na의 저하, CPK(크레아틴인산활성효소, creatine phosphokinase) 증가 등]이 강한 폐렴을 유발한다.
- 레지오넬라(*Legionella*) 요항원검사는 특이도 99%로 높으므로 진단하기 쉽다. 요중 항원이 양성이라면 거의 확실한 진단이지만, 레지오넬라에서는 복수의 혈청형이 있어 그 중의 1형만을 검출하기 때문에 민감도는 70% 정도로 낮다. 따라서 음성이라도 감염을 부정할 수 없다.
- 레지오넬라 감염으로 인한 일과성의 인플루엔자와 같은 증상을 레지오넬라증(폰티악열, pontiac fever)이라고 부른다.

나타날 수 있는 대표적인 감염증:
폐렴, Pontiac fever

선택해야 하는 항균제:

- **뉴퀴놀론계** 또는 **AZM(아지트로마이신, azithromycin)**이 좋다.
- 중증인 증례에서는 리팜피신(rifampicin, RFP)의 병용이나 뉴퀴놀론계와 AZM의 병용이 실시되는 것도 있지만, 효과에 대해서는 의견이 나뉜다.

주의사항:

- 중증 지역사회 폐렴에서 원인균이 불분명한 경우에는 여행이나 온천 경험, 요중 항원검사 결과에 따르지 않고 레지오넬라를 치료해야 한다.

백일해균(*Bordetella pertussis*)

특징:

- 백일해(whooping cough)를 일으키는 그람음성막대균이다.
- 배양 검출에서는 Bordet-Gengou 배지와 같은 특수 배지가 필요하다.
- 잠복기는 5~21일이다.
- 2주간 이상 계속되는 기침으로 발작성 기침, 흡기성 피리소리(whooping), 콜록거린 후의 구토와 같은 증상이 있는 경우에 의심한다.

- 성인에게서는 예방접종의 영향으로 곡형적인 증상이 나타나지 않으며 만성 기침이 된다. 기관지염으로 판단하여 놓치기 쉽다.
- 혈청학적 진단을 하지만, 항PT-lgG가 싱글로 100EU/mL 이상, 페어로 2배 이상의 상승이 진단 기준이다.

선택해야 하는 항균제:
아지트로마이신(azithromycin, AZM) 또는 클래리트로마이신(clarithromycin, CAM), 제2선택은 ST(sulfamethoxazole-trimethoprim) 복합제

주의사항:
- 유행 방지를 위해 성인에게는 백신 부스터 접종이 필요한데, 성인형 Tdap 백신을 사용한다.
- 백일해가 의심되는 경우에는 항균제를 빠르게(증상발생 후 1주간 이내가 보다 유효하지만 그 이후라도 감염성을 억제하는 목적으로) 투여한다.
- 노출 후 예방 투여도 검토하면 좋다.

◆ 장내세균(enteric bacteria)

- *Proteus*, 대장균(*Escherichia coli*), *Klebsiella*가 중요하며 요로감염이나 복강 내 감염, 여러 의료 관련 감염을 일으키는 그람음성막대균이다.
- 항균제의 감수성은 양호하지만 대장균의 뉴퀴놀론계 내성이 심화되거나 내성 범위가 확대된 β-lactamase를 갖는 고도내성균인 ESBL(extended spectrum β-lactamases) 생성균의 출현이 문제가 되고 있다.
- ESBL은 페니실린을 분해하는 β-lactamase가 분해하는 범위를 cephem계로 확장시켜 제3세대 cephem계까지 분해하는 β-lactamase이다. 때로는 제3세대 cephem계 등의 검사 결과로 감수성을 표시해도 치료에 실패하는 경우가 있다.
- ESBL 생성균의 치료에는 카바페넴계가 확실하지만 TAZ/PIPC, 아미노글리코시드계, 뉴퀴놀론계도 감수성이라면 효과가 있다.
- 세프메타졸(cefmetazole, CMZ)은 ESBL(extended spectrum β

19

-lactamases) 생성균에 감수성이 있지만, 사용에서는 의견이 나뉜다. 필자는 경증사례, 세프트리악손(ceftriaxone, CTRX) 등 다른 약제로 조금 나아진 증례, 배액(drainage) 양호한 담관염, 요로감염에서는 CMZ을 사용하고 있다.

Proteus spp.: *Proteus mirabilis, Proteus vulgaris*

특징:

• 소화관이나 회음부에 상주하는 그람음성막대균.

나타날 수 있는 대표적인 감염증:

요로감염, 복부 감염증, 패혈증

선택해야 하는 항균제:

Proteus mirabilis

주사제: 세파졸린(cefazolin, CEZ), 세포티암(cefotiam, CTM). 감수성이 있다면 암피실린(ampicillin, ABPC)도 사용할 수 있다.

경구제: 아목시실린(amoxicillin, AMPC), 세팔렉신(cephalexin, CEX), 뉴퀴놀론계, ST(sulfamethoxazole trimethoprim) 복합제

Proteus vulgaris

주사제: ABPC이나 제1, 2세대 cephem계는 감수성이 없다. 제3세대 cephem계나 TAZ/PIPC(tazobactam/piperacillin), 뉴퀴놀론계, 아미노글리코시드계를 사용한다.

경구제: 뉴퀴놀론계 또는 ST 복합제

대장균(*Escherichia coli*)

특징:

• 장관 내 상주하는 그람음성막대균이며 폐색 기점이 있다면 병원성이 문제가 되기 쉽다.

나타날 수 있는 대표적인 감염증:
간담도감염, 요로감염, 복강 내·골반 내 감염증. 카테터 관련 혈류감염(세균혈증·패혈증). 신생아 뇌수막염

선택해야 하는 항균제:
주사제: 세파졸린(cefazolin, CEZ), 세프메타졸(cefmetazole, CMZ), 세포티암(cefotiam, CTM), 암피실린 설박탐(ABPC/SBT), ST(sulfamethoxazole trimethoprim) 복합제. 감수성이 있다면 암피실린(ampicillin, ABPC)
경구제: AMPC/CVA(amoxicillin/clavulanic acid), ST 복합제, 세팔렉신(cephalexin, CEX). 감수성이 있다면 AMPC

주의사항:
- 대부분의 지역에서 뉴퀴놀론계 내성균이 증가하고 있어 제1선택제로 선택하지 않는다.

폐렴막대균(*Klebsiella pneumoniae*)

특징:
- 소화관의 정상세균총을 형성하는 그람음성막대균. 당뇨병, 간경변, 알코올 과다 섭취 환자와 관련이 강한 원인균으로, 중증폐렴이나 패혈증을 초래하기 쉽다.

나타날 수 있는 대표적인 감염증:
폐렴, 요도감염, 간담도감염, 세균혈증

선택해야 하는 항균제:
주사제: 세파졸린(cefazolin, CEZ), 세포티암(cefotiam, CTM), 세프트리악손(ceftriaxone, CTRX) 암피실린 설박탐(ABPC/SBT), 뉴퀴놀론계
경구제: AMPC/CVA(amoxicillin/clavulanic acid), 세팔렉신(cephalexin, CEX), ST 복합제, 뉴퀴놀론계

주의사항:
- 암피실린은 페니실린분해효소(penicillinase)를 생성하기 때문에 원래부터 효과가 없다.
- 해외에서는 *Klebsiella pneumoniae* carbapenemase도 문제가 되고 있다.

◆ 주로 소화관감염을 일으키는 그람음성막대균

비브리오(*Vibrio* spp.): 콜레라균(*V. cholerae*), 장염비브리오균(*V. parahaemolyticus*), 패혈증비브리오균(*V. vulnificus*), 비브리오 알지놀리티쿠스(*V. alginolyticus*)

특징:
- 호염박테리아(halobacteria)로 해수, 어패류에 존재(담수에서는 사멸)하는 그람음성막대균.
- 콜레라균은 하수시설이 불완전한 지역에서 유행한다.
- 장염비브리오균은 어패류에 부착하고 있으며 담수에서 완전히 씻기지 않은 어패류나 제대로 설거지가 이루어지지 않은 도마에서 감염된다.
- 패혈증비브리오나 비브리오 알지놀리티쿠스는 바닷물 속에서 창상으로 감염된다.

나타날 수 있는 대표적인 감염증:
콜레라균: 콜레라 설사(대량의 쌀뜨물 같은 물 설사)
장염비브리오균: 식중독성 설사(여름에 어패류 섭취 후 물과 같은 설사)
패혈증비브리오균, 비브리오 알지놀리티쿠스: 세균혈증, 봉와직염, 괴사성 근막염

선택해야 하는 항균제:
콜레라균, 장염비브리오균: 독시사이클린(doxycycline, DOXY), 뉴퀴놀론계

패혈증비브리오균, 비브리오 알지놀리티쿠스: DOXY+세프타지딤(ceftazidime, CAZ), 세포탁심(cefotaxime), 뉴퀴놀론계

19

주의사항:
- 장염비브리오균에는 꼭 항균제가 필요하지 않다.

Campylobacter jejuni

특징:
- 닭 등 동물의 장관에 존재하는 그람음성막대균으로 잠복기가 2~7일 정도이다. 세포 내에 기생한다.
- 날것이나 충분히 가열하지 않은 닭고기·돼지고기로 감염된다.
- 먼저 고열이 나며 점점 감기와 같은 증상이 나타난다.
- 일본 내에서는 세균성 장염으로 가장 빈도가 높다.
- 보통 혈액배양으로는 검출되지 않는다.

나타날 수 있는 대표적인 감염증:
감염성 장염(감염 후 면역 반응으로 Guillain-Barré syndrome이 있다)

선택해야 하는 항균제:
- 마크롤라이드(macrolide)계, 뉴퀴놀론계가 유명하지만, 대부분은 2~5일에 회복되므로 일상적으로 투여할 필요는 없다.

주의사항:
- 변을 그람염색하여 **특징적인 나선형막대균**이 나타난다면 즉시 확정 진단이 가능하다.
- 뉴퀴놀론계 내성균이 증가하고 있다.
- 혈액배양으로 검출되는 경우에는 캄필로박터 피터스(*Campylobacter fetus*)를 의심한다.
- 고기는 충분히 가열하고 집게나 젓가락을 생고기 외의 식재료 등과 함께 쓰지 않도록 하여 감염을 예방한다.

Salmonella enteritidis

특징:

- 닭고기 등의 동물의 장관 내에 존재하는 그람음성막대균. 날달걀이나 충분히 소독하지 않아 청결하지 않은 돼지고기나 닭고기의 조리로 인해 감염된다.

나타날 수 있는 대표적인 감염증:

감염성 장염, 그리고 잇따르는 세균혈증, 골수염, 감염성 동맥류

선택해야 하는 항균제:

주사제: 세프트리악손(ceftriaxone, CTRX) 암피실린(ABPC), 아목시실린(amoxicillin, AMPC), 뉴퀴놀론계
경구제: AMPC, 뉴퀴놀론계

주의사항:

- 일상적인 항균제 투여는 배균 기간을 연장시키기 때문에 하지 않는다.
- 세균혈증이나 면역부전 환자, 동맥경화가 강한 환자, 생체 내 이물(인공판막, 인공관절 등) 삽입 환자는 항균제 투여 적용.

장티푸스균(*Salmonella typhi*), 파라티푸스균(*S. paratyphi*)

특징:

- 보균자의 담낭, 장관에 존재하며 분구감염으로 전염되는 그람음성막대균.
- 열대, 개발도상국에서 해외 출입국 후 1주일 간 정도에 발열한 경우에 고려된다(특히 인도, 남아시아).
- 설사는 드물며 주로 발열이 나타나는 경우가 많기 때문에 소화관감염증이라고 생각하기 어렵다.
- 상대적 서맥, 간비종대, 발진도 유명.
- 주로 혈액배양이나 골수배양으로 진단한다.

나타날 수 있는 대표적인 감염증:

장열, 세균혈증·패혈증

선택해야 하는 항균제:

세프트리악손(ceftriaxone, CTRX), 아지트로마이신(azithromycin, AZM)

주의사항:

- 뉴퀴놀론계 내성균이 증가하여 낼리딕산(nalidixic acid) 내성균은 감수성 시험으로 뉴퀴놀론계에 감수성이 있더라도 효과가 낮기 때문에 사용을 피해야 한다.

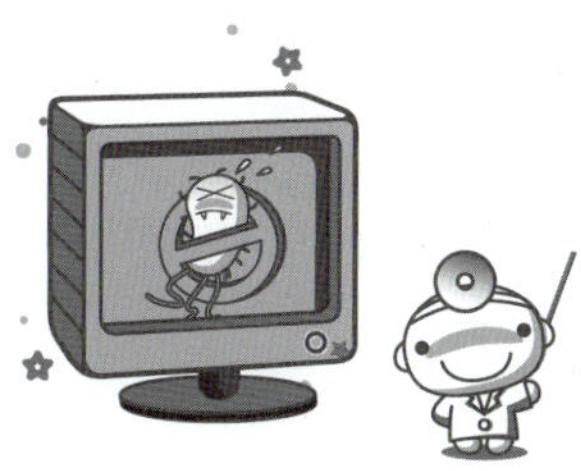

이질균(*Shigella* spp.): *S. dysenteriae, S. flexneri, S. boydii, S. sonnei*

특징:

- 병원성이 매우 강하며 적은 균의 경구섭취라도 반드시 설사를 일으키는 그람음성막대균.
- 반드시 치료한다.

나타날 수 있는 대표적인 감염증:

세균성 이질, 용혈요독증후군(hemolytic uremic syndrome, HUS)

선택해야 하는 항균제:

뉴퀴놀론계, 아지트로마이신(azithromycin, AZM), ST 복합제, 암피실린(ampicillin, ABPC)

병원성 대장균: 장출혈성 대장균(enterohemorrhagic *E. coli*, EHEC), 장침투성 대장균(enteroinvasive *E. coli,* EIEC)

특징:

- 외래 유래의 대장균으로 출혈성 대장염을 일으키는 그람음성막대균. 변 속의 백혈구는 나타나지 않는다.

나타날 수 있는 대표적인 감염증:

- EHEC은 0157 등이 생성되는 베로독소(verotoxin)가 발열하지 않는 혈성 설사, 복통을 초래한다.
- EIEC은 침습성 이질과 같은 대장염을 일으키며 점혈변이 이어진다.

선택해야 하는 항균제:

EIEC: ST 복합제, 뉴퀴놀론계

EHEC: 용혈요독증후군을 유발할 위험이 있으므로 항균제는 투여하지 않는다(의사에 따라 의견이 나뉜다).

◆ 주로 의료 관련 감염을 일으키는 그람음성막대균

- 병원성은 약하지만 내성경향이 강하다. 영문 머리글자로 'SPACE'로 정리해서 기억한다. 덧붙여서 *Stenotrophomonas maltophilia*도 같이 기억해 두면 좋다.
- 대부분의 지역사회 감염증에서는 보통, 치료 대상이 되지 않지만 경험적 치료에서 사용가능한 항균제는 항녹농균 활성이 있는 것으로 한정된다.
- 항녹농균 활성이 있는 항균제는 SPACE를 커버할 필요가 없을 때에는 원칙적으로 사용하지 않는다.

Serratia marcescens

특징:

- 습기찬 환경에 존재하는 그람음성막대균.
- 소독제에 대한 자연 내성이 많으며 의료기구를 통한 의료 관련 감염 사례가 발생하기 쉽다.
- 제1세대 cephem계나 암피실린(ampicillin, ABPC)에는 내성이 있어 사용하면 안 된다.
- AmpC β-lactamase를 유도하는 경우가 있으며 경험적 치료에서는 세페핌(cefepime, CFPM) 또는 카바페넴계를 사용하든가 아미노글리코시드(aminoglycoside)나 뉴퀴놀론계를 병용하는 것도 선택지 중 하나이다.

나타날 수 있는 대표적인 감염증:

카테터 관련 혈류감염, 요로감염, 의료관련 폐렴(healthcare-associated pneumonia, HCAP)

선택해야 하는 항균제:

주사제: **CFPM**, 타조박탐 피페라실린(tazobactam/piperacillin, TAZ/PIPC), 카바페넴계, 뉴퀴놀론계, 아미노글리코시드계

경구제: ST(sulfamethoxazole trimethoprim) 복합제, 뉴퀴놀론계

주의사항:

- 감수성이 양호한 경우에는 세프트리악손(ceftriaxone, CTRX)을 사용하는 경우도 있지만 의견이 나뉜다. 필자는 합병증이 없는 요로감염이나 카테터 관련 혈류감염에서 증상에 따라서는 CTRX을 사용하고 있다.

녹농균(*Pseudomonas aeruginosa*)

특징:

- 호기성 그람음성막대균으로 산화효소(oxidase) 양성인 포도당 비발효균이다.
- 습기찬 환경에 존재하며 병원 환경에서는 세면대, 수도꼭지, 소독제, 기관튜브 등에 많이 존재한다.
- 입원 환자에게서 여러 감염증의 원인균으로 꼽힌다.
- 면역억제 상태의 환자나 각종 카테터 등의 이물삽입 환자, 만성기도 질환이 있는 환자에게서 높은 병원성을 발휘한다.
- 다양한 계기와 항균제에 대한 다약제내성이 있다.
- 열성 호중구 감소증과 함께 나타나면 사망률이 높다.

나타날 수 있는 대표적인 감염증:

의료기관 관련 폐렴(healthcare-associated pneumonia, HCAP), 만성폐쇄성 폐질환(chronic obstructive pulmonary disease, COPD) 악화, 요로감염, 카테터 관련 혈류 감염, 정맥주사 마약 중독자(intravenous drug user)의 감염성 심내막염, 수술 후나 면역결핍자의 피부연부조직 감염, 당뇨병 환자의 악성 외이도염, 열성 호중구 감소증, 수술 후 뇌수막염, 골수염

선택해야 하는 항균제:

주사제: TAZ/PIPC(tazobactam/piperacillin), 항녹농균 cephem계(CAZ, CFPM), 카바페넴, 뉴퀴놀론계, 아미노글리코시드계, 아즈트레오남(aztreonam, AZT)

19

경구제: 뉴퀴놀론계

주의사항:

- 항균제의 감수성은 시설마다 다르므로 시설마다의 감수성 경향(지역 인자)

을 참고하여 선택제를 결정한다('약제 감수성 표' 108페이지 참조). 중증의 녹농균 감염일 때는 항균제가 빠지지 않도록 단일요법이 아니라 2제 이상의 항녹농균 작용을 갖는 약제의 병용(아미노글리코시드계의 병용)을 경험적 치료로써 고려해도 좋다.

- 다약제내성균의 위험성으로 90일 이내의 항균제 사용, 4일 이상의 입원, 요양 시설이나 내성균이 많은 시설에서의 전이 등이 있다.
- 감수성이 있다면 대부분의 경우 단일요법으로도 상관없다. 단, 아미노글리코시드계는 요로감염 이외에는 단일요법으로 사용하지 않는다.
- 경구제로 항녹농균 작용을 갖는 것은 뉴퀴놀론계 뿐이며 다른 원인균으로 인한 감염증에서는 가볍게 뉴퀴놀론계를 사용하지 않도록 평소에 주의한다.
- 카바페넴계를 사용하고 있던 경우에 다약제에 감수성이 있는 경우는 지속적인 사용을 피하고 감수성이 있다면 피페라실린(iperacillin, PIPC)이나 세프타지딤(ceftazidime, CAZ)을 사용하면 좋다.
- PIPC을 사용하는 경우에는 16g/day(최근, 일본에서는 고용량 투여도 승인되었다)가 필요하다.

Acinetobacter baumannii

특징:

- 포도당 비발효균, 산화효소(oxidase) 음성인 호기성 그람음성막대균이지만, 그람양성으로 염색되는 등 다양하다. 그람염색에서는 가끔 모락셀라 카타랄리스(*Moraxella catarrhalis*)와 헷갈리기 쉽다.
- 자연계에 널리 존재하지만 녹농균과는 다르며 습기찬 환경뿐만이 아니라 건조한 장소에서도 생존하기 때문에 의료기관 관련 감염을 일으킬 수 있다.
- 병원성이 적으므로 건강한 사람에게는 문제가 되지 않지만 면역억제 상태인 환자나 체내 이물질 삽입 환자, 광역 범위 항균제 사용 후의 환자에게서는 감염증으로서 문제가 된다.
- 소독약, 항균제에 내성 경향이 강하다.
- 설박탐(sulbactam, SBT)이 단독으로 유효한 점은 흥미롭다.
- 세계적으로 다약제내성균이 문제가 되고 있다.

나타날 수 있는 대표적인 감염증:
의료기관 관련 폐렴[특히 인공호흡기 연관 폐렴(ventilator-assoiated pneumonia, VAP)], 카테터 관련 혈류감염, 수술부위 감염, 피부감염증(이라크 전쟁, 해일 등의 지진 후의 창상 감염이 유명)

선택해야 하는 항균제:
주사제: **암피실린 설박탐(ABPC/SBT), 카바페넴계**, 항녹농균 cephem계(CAZ, CFPM), TAZ/PIPC(tazobactam/piperacillin), 뉴퀴놀론계, 아미노글리코시드계
경구제: 뉴퀴놀론계
다제내성균인 경우: 티제사이클린(tigecycline)

주의사항:
- ABPC/SBT에 감수성이 있다면 제1선택제로 하지만, SBT의 단독 효과에 따라 치료하므로 대량 투여가 필요하다(필자는 12g/day로 치료하고 있다).

Citrobacter freundii

특징:
- 소화관 내에 상주하는 그람음성막대균으로 병원성은 적다.
- AmpC β-lactamase를 유도하는 경우가 있으며 페니실린이나 제3세대 cephem계 내성균이 증가하고 있다.
- 대부분은 의료 관련의 요로감염을 일으키지만 폐렴은 드문 것으로 알려져 있다.

나타날 수 있는 대표적인 감염증:
요로감염, 농양, 수술부위 감염, 카테터 관련 혈류감염

19

선택해야 하는 항균제:
주사제: CFPM, 카바페넴계, TAZ/PIPC(tazobactam/piperacillin), 아미노

글리코시드계, 뉴퀴놀론계
경구제: ST(sulfamethoxazole trimethoprim) 복합제, 뉴퀴놀론계

주의사항:
- *Citrobacter koseri*균은 예외로 항균제 감수성은 양호하다.
- 감수성이 있는 경우에 세프트리악손(ceftriaxone, CTRX)을 사용할 수 있는지에 대해 의견이 나뉘지만 *Citrobacter koseri*에서는 문제없이 사용할 수 있다.
- 가래 등에서 검출되어도 병원성 여부에 대한 진단은 신중한 검토가 필요하다.

Enterobacter spp.: *Enterobacter cloacae*, *Enterobacter aerogenes*

특징:
- 주로 의료기관 관련 감염을 일으키는 장내세균으로 그람음성막대균이다.
- AmpC β-lactamase 생성이나 ESBL(extended spectrum β-lactamases) 생성으로 인해 다약제내성 경향이 된다.
- 치료 초기에는 감수성이 양호하더라도 AmpC β-lactamase 생성에 따라 점차 내성 경향이 된다.

나타날 수 있는 대표적인 감염증:
요로감염, 카테터 관련 혈류감염(세균혈증), 의료기관 관련 폐렴(health-care-associated pneumonia, HCAP), 수술부위 감염

선택해야 하는 항균제:
주사제: **카바페넴계**, 세페핌(cefepime, CFPM), TAZ/PIPC(tazobactam/piperacillin), 뉴퀴놀론계, 아미노글리코시드계
경구제: ST(sulfamethoxazole trimethoprim) 복합제, 뉴퀴놀론계

주의사항:
- 감수성이 양호한 경우에는 세프트리악손(ceftriaxone, CTRX)을 사용하는 경우도 있지만 의견이 나뉜다. 필자는 엔트로박터에 대해서는 신중하며 특히 폐렴이나 뇌수막염, source control이 좋지 않은 증례, 중증사례에서는 사용하지 않는다.

Stenotrophomonas maltophilia

특징:
- 포도당 비발효균으로 산화효소(oxidase)성 그람음성막대균이다.
- 병원의 화장실 같은 습기찬 환경에서 생식하며 의료기관 관련 감염을 일으킨다.
- 여러 소독제, 카바페넴계를 포함한 각종 항균제에 내성이 있다.

나타날 수 있는 대표적인 감염증:
폐렴, 카테터 관련 혈류감염, 세균혈증

선택해야 하는 항균제:
제1선택제는 ST(sulfamethoxazole trimethoprim) 복합제, 제2선택은 뉴퀴놀론계나 테트라사이클린(tetracycline) 또는 이것들의 병용

주의사항:
- 뉴퀴놀론계나 테트라사이클린, 티제사이클린(tigecycline), 세프타지딤(ceftazidime, CAZ)에 감수성이 있는 경우가 있으며 때때로 병용요법이 추천된다.
- 뉴퀴놀론계 단일요법에서는 급속도로 내성이 생기므로 ST 복합제 등의 다른 약제와의 병용이 바람직하다.
- 정착균인 경우도 많아 치료 여부를 신중하게 판단한다.
- 세균혈증의 원인은 카테터 관련 혈류감염이거나 지연된 호중구감염증이 있는 경우가 많다.

- 광역 범위 항균제의 사용례, 중환자실(intensive care unit, ICU)에서의 장기간 입원, 폐내 이물의 존재나 구조변화를 동반하는 증례가 일반적이다.

▣그 외

◎ 미코플라스마(*Mycoplasma*), 클라미디아(*Chlamydia*)

폐렴미코플라스마(*Mycoplasma pneumoniae*)

특징:
- 특히 젊은연령에서 지역사회 폐렴의 원인으로 중요하다.
- 일반적으로 서서히 진행되며, 건성 기침이 발생하고 두통이나 인두통 등의 폐외 증상을 갖는 비정형적 폐렴을 일으킨다.
- 흉부 청진에서 이상 소견이 적은 보행폐렴(walking pneumonia)이다.
- 혈청학적 진단을 하지만, 대부분은 경험적으로 치료된다.

나타날 수 있는 대표적인 감염증:
- 폐렴, 중이염이나 다형삼출성 홍반, 수막뇌염, 용혈성 빈혈 등 다양한 폐외 병변을 나타내는 경우도 있다.

선택해야 하는 항균제:
- 미코플라스마(*Mycoplasma*)는 세포벽을 유지하지 못하므로 β-lactam계는 효과가 없고, 마크롤라이드(macrolide)계를 사용한다. 성인이라면 미노사이클린(minocycline, MINO), 테트라사이클린(tetracycline)을 사용해도 좋다.

주의사항:
- 국내 마크롤라이드의 내성이 걱정되며, 폐렴과 같은 전신증상에서는 호흡기 퀴놀론계의 사용이 필요할 수도 있다.

클라미디아(*Chlamydia* spp.): *Chlamydia trachomatis, Chlamydophila pneumoniae* *Chlamydophila psittaci*

특징:

• 클라미디아는 세포 내에 기생하고 세포 내에서는 그물체, 세포 외에서는 기본 소체라는 형태를 취하는 미형성의 미생물. 기본 소체는 감염성이 있으며 그물체는 증식한다.

나타날 수 있는 대표적인 감염증:

• *Chlamydia trachomatis*는 요도염, 자궁경부염, 골반염증질환(pelvic inflammatory disease, PID) 등의 성병이나 결막염을 일으킨다.

• *Chlamydia pneumoniae*는 지역사회 획득폐렴을 일으킨다.

• *Chlamydophila psittaci*는 새에서 감염되는 인수공통감염증으로 앵무새병의 원인이 된다.

선택해야 하는 항균제:

마크롤라이드계(azithromycin, AZM), 독시사이클린(doxycycline, DOXY), 뉴퀴놀론계(levofloxacin, LVFX)

주의사항:

• *Chlamydia pneumoniae*는 대부분의 성인은 IgG 항체를 갖고 있으므로 단일 항체 양성만으로 확정 진단을 할 수 없다. 폐렴은 일반적으로 비정형폐렴(atypical pneumonia)을 일으키며 특히 상기도 증상이 심하고 쉰 목소리를 동반할 때는 *Chlamydia pneumoniae*를 기억하자.

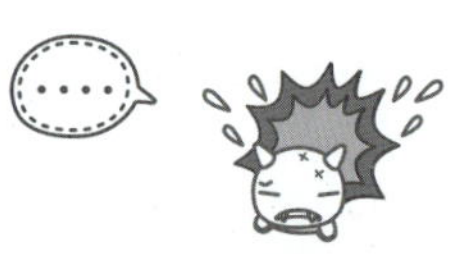

◎ 칸디다(*Candida* spp.)

칸디다에 대해서는 증상이 표재성인가 파종성인가로 분류하여 이해하자.

표재성 칸디다증

특징:

- 구강, 식도, 피부, 질에 감염을 일으키는 것이며 악성종양, 당뇨병, HIV (human immunodeficiency virus) 감염과 같은 세포성 면역부전이 위험인자이다.
- 식도 칸디다증은 위험이 있는 환자에게 연하통, 흉골밑 통증을 일으키지만 구강 칸디다는 증상을 동반하지 않는 경우도 있다. 확정진단은 내시경 소견이지만 경험적 치료를 시작하여 반응을 관찰하는 것이 일반적이다.

선택해야 하는 항균제:
플루코나졸(fluconazole, FLCZ) 경구제 100mg/day를 7~14일

주의사항:

- 일반적으로 칸디다 감염증은 위험인자가 없는 환자에게는 나타나지 않는다.
- 함부로 β-D glucan이나 칸디다 항원검사를 시행하지 않도록 한다(좀 더 생각하고 시행한다).

파종성 칸디다증

특징:

- 혈류감염이며 다장기로 퍼지는 병태를 갖는다.
- 악화된 복부 외과 수술 후, 호중구 감소, 광범위 항균제 사용, 화학요법, 중심정맥 영양 카테터, 장기 이식이 위험 요인이다.
- 증상은 발열, 오한, 혈압 저하 등이다.
- 무균부위에서 칸디다 검출로 진단할 수 있다.
- 칸디다는 피부, 소화관의 상재균이므로 가래, 변, 소변 등에서 검출되어도 보통은 정착균이라고 생각한다. 한편, 혈액배양으로 검출되는 경우는 진단적이다.

- 혈액배양의 양성률은 낮으므로 고위험 증례에서는 신체소견, β-D glucan 등을 참고하여 치료를 시작할 필요도 있다.
- 칸디다 항원은 정착과 감염을 구별할 수 없어 의의가 부족하다.

선택해야 하는 항균제:
미카펀진(micafungin, MCFG) 100mg/day 또는 플루코나졸(fluconazole, FLCZ) 400mg/day

- 아졸(azole)계의 투여력이 있는 경우나 아졸 투여 내성진균이 많은 시설에서는 MCFG 100mg/day 또는 암포테리신 B(liposomal amphotericin B, L-AMPH) 3~5mg/kg/day.

주의사항:

- 카테터 관련 혈류감염에서 파종성 칸디다증에서는 중심정맥 카테터는 즉시 교환한다.
- 항균제불응의 호중구 감소 시 발열이나 칸디다의 정착이 여러 곳 있으며 발열의 원인이 불분명하고, 중환자실(intensive care unit, ICU) 치료가 필요한 경우 등의 중증인 환자는 경험적으로 치료를 시작해도 좋다.
- 투여 시간은 안내염이나 농양과 같은 합병증이 없다면 마지막 배양 음성에서부터 14일간 투여한다.
- C 반응성 단백 시험(C-reactive protein, CRP), β-D glucan의 음성화는 일반적으로 필요하지 않다.

장기별 칸디다증에 관해서:

- 폐렴(가래배양)이나 요로감염(소변배양)에서는 정착균인 경우가 많으므로 가볍게 항진균체 투여하는 것은 삼간다.
- 칸디다 혈증에서 특히 아래의 1~4의 합병증을 항상 주의해야 한다.

1. 망막염, 안내염

- 파종성 칸디다증의 20~50%에 합병하므로 **혈액배양으로 칸디다가 검출되면 시각증상이 없더라도 반드시 안저를 정밀검사**한다.
- 장기간의 항진균제 투여[플루코나졸(fluconazole, FLCZ) 또는 암포테리신 B(liposomal amphotericin B, L-AMPH)]와 안내염에서는

유리체 내로 AMPH 주입, 유리체 절제를 실시한다.

2. 골수염

- 파종성 칸디다증의 합병증이며 성인에게서는 척추에서 자주 발생하므로 요배부 압통 유무에 주의한다.
- 척추의 자기공명영상(magnetic resonance imaging, MRI) 촬영을 고려한다.

3. 패혈성 혈전정맥염

- 중심정맥 카테터 유치 환자에게서 나타난다.
- 칸디다 혈증이 지속되는 경우에 고려한다. 조영CT나 초음파로 진단한다. 장기간의 항진균제 투여와 경우에 따라 혈관 절제가 필요하다.

4. 감염성 심내막염

- 장기간 중심정맥 카테터 유치, 심장수술, 정맥주사약물 사용이 위험요인이다.
- 감염성 혈전에 의한 폐 색전증이 동반될 경우는, 혈액배양이 음전되지 않는 경우 강하게 의심한다(진단에 대해서는 176페이지 참고). 예후가 좋지 않으며 치료는 항진균제[암포테리신 또는 미카펀진(caspofungin도 가능)]+판막 치환을 실시한다. 수술을 한 경우에서도 사망률이 높다.

5. 복막염

- 복부 외과수술 후나 복막 투석에 의해 나타난다. 복막 투석 카테터는 빼야 한다.

6. 요로감염

- 정착인 경우가 일반적이며 무증상인 경우는 치료를 하지 않는다.
- **카테터가 있는 경우, 빼는 것만으로 40%의 칸디다는 소실된다.**
- 증상이 있는 경우나 장기이식 환자, 호중구 감소자, 비뇨기 질환이 있는 경우는 FLCZ 투여나 AMPH으로 방광환류를 실시하는 경우도

있다. 치료의 효과가 나타나지 않는 경우는 영상검사로 신장농양을 배제한다.

7. 폐감염증

- 폐렴칸디다는 면역저하 중에서도 **극히 드문 경우**이다.
- 폐에 칸디다로 인한 병변이 있는 경우, 대체로 패혈색전증이다.
- 칸디다는 가래에서 자주 배양되지만, 정착인 경우가 일반적이며 이 경우 치료 대상이 되지 않는다.
- 폐렴칸디다의 진단은 폐 조직검사에서 칸디다가 조직으로 침범했는지 증명해야 한다.

8. 중추신경감염

- 뇌외과 수술 후, 두부 외상 후, 면역부전자에게서 나타나는 경우가 있다.
- L-AMPH과 플루시토신(flucytosine, 5-FC)의 병용으로 치료한다.
- Shunt가 있는 경우는 제거해야 한다.

9. 간비장칸디다증

- 보통은 열성 호중구 감소증 환자에게서 나타난다.
- 호중구 감소자의 발열 지속, 복통, 간비장 증대, 알칼리인산분해효소(alkaline phosphatase, ALP) 증가가 나타난다.
- 진단은 컴퓨터전산화단층촬영술(computed tomography, CT)로 간비장에 저음영 영역이 여러군데 있는 것으로 증명한다.
- 치료는 항진균제를 장기 지속한다.

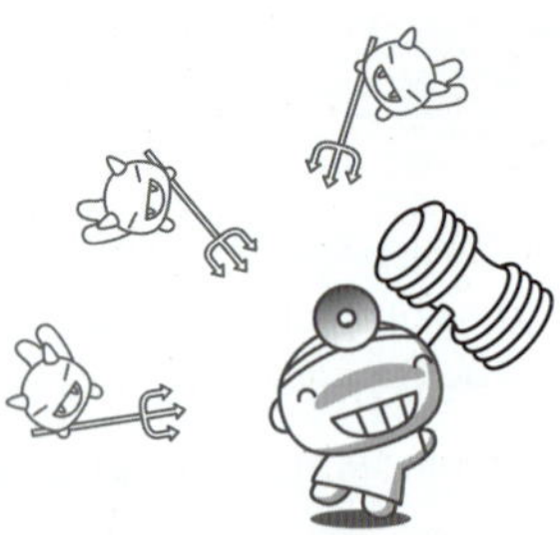

◎ 아스페르길루스(*Aspergillus* spp.)

▪ 아스페르길루스에 관해서는 병태에 따라 치료가 다르다. 원칙적으로 감염내과 전문의나 호흡기내과 전문의와 상담하는 것이 바람직하다.

침습성 아스페르길루스증[invasive aspergillosis(대부분은 중증의 호중구감소증이나 장기이식 환자에게서 발생한다)]

- 폐, 부비강, 중추신경이 자주 발생하는 부위이다.
- 혈청학적 진단은 일정한 평가를 내리지 못한다. CT(halo sign)가 현시점에서는 가장 민감도가 높다.
- 보리코나졸(voriconazole, VRCZ)이 일차선택제이다.

아스페르길루스종(aspergilloma)

- 아스페르길루스종은 진균의 정착이며 제거가 주된 치료이다.
- 아스페르길루스종의 주위에 염증이 진행되는 만성괴사성 아스페르길루스증이라는 병태가 있다. 이 경우에는 장기간 항균제 투여를 실시한다.

ABPA(allergic broncho pulmonary aspergillosis)

- 난치성 천식과 특징적인 폐영상 소견을 나타낸다.
- 알레르기 반응에 의한 것으로 스테로이드가 치료의 주체가 된다. 항진균제로 스테로이드 사용량이 줄어드는 효과가 있다.

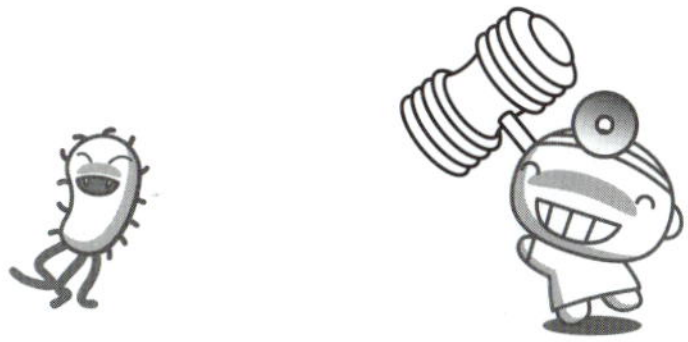

◎ *Cryptococcus* spp.

- 폐, 중추신경, 피부가 주 병변이다.
- 폐병변은 여러가지 음영이 있고, 면역이 정상인 사람은 무증상인 경우가 많다.
- 뇌수막염 여부에 따라 선택해야 할 약제가 다르다.

선택해야 하는 항균제:
뇌수막염: 암포테리신 B(liposomal amphotericin B, L-AMPH)+플루시토신(flucytosine, 5-FC)
뇌수막염 외: 플루코나졸(fluconazole, FLCZ)

주의사항:
- 혈청항원의 특이도는 높다. 혈청항원 양성인 경우나 HIV(human immunodeficiency virus) 환자에게 pulmonary cryptococcosis을 진단했다면 증상이 없더라도 요추천자를 실시한다.

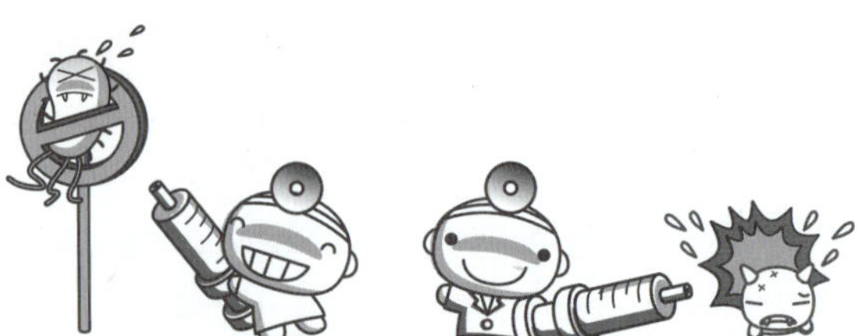

◎ 인플루엔자바이러스(influenza virus)

- 현재 유행하고 있는 계절성 인플루엔자는 건강한 사람에게는 예후가 양호한 질환이며 인플루엔자를 빠짐없이 진단하고 항인플루엔자 약을 처방할 필요는 없다.
- 오히려 인플루엔자 합병증이 있는 고위험 증례나 패혈증 등으로 인해 중증인 질환을 감별하여 놓치지 않고 진단하는 것이 보다 중요하다.

진단:

- 유행시기에 갑작스런 고열, 근육통, 권태감에 기침, 콧물, 인두통 등의 상기도 증상이 나타나는 경우는 인플루엔자일 가능성이 높다.
- 인플루엔자 신속검사의 민감도는 30~60%정도로 높지 않기 때문에 검사가 음성이라도 유행하는 시기에 전형적인 증상이 있다면 인플루엔자를 의심해야 한다.
- 다음날에 다시 한 번 신속검사를 하여, 양성이 되었다면 항인플루엔자 약을 처방한다. 인플루엔자는 임상 진단을 하여 매우 의심된다면 인플루엔자라고 진단하고 자택격리 하도록 하면 좋다.
- 인플루엔자 신속검사와 의사의 임상 진단의 민감도는 동등하다는 보고도 있다. 신속검사가 없던 시대의 인플루엔자는 어떻게 진단했을지 생각해 보면 좋겠다.
- 인두후벽에 연어의 알과 같은 인플루엔자 여포가 확인된다면 민감도 95%, 특이도 98%라고 보고되었으며 인플루엔자일 가능성이 높다.
- 고열+상기도 증상으로 감별이 필요한 것은 인플루엔자바이러스(influenza virus), 아데노바이러스(adenovirus), 사람 메타뉴모바이러스(human metapneumovirus, hMNV), 호흡기세포융합바이러스(respiratory syncytial virus), 코로나바이러스(coronavirus) 등이며 인플루엔자가 아니라고 해도 감염예방대책은 필요하다.
- 상기도 증상이 적은 경우, 오한이 있는 경우에는 요로감염 등의 패혈증을 놓치면 안 된다.

치료:

- 약제는 오셀타미비르(oseltamivir)나 자나미비르(zanamivir)를 선택한다. 오셀타미비르 75mg 2캡슐을 2회 나눠서 5일간 또는, 자나미비르

1일 2회를 5일간 흡입시킨다.

- 일반적으로는 증상발생 48시간 이내로 중증화 위험인자가 있는 환자에게 항인플루엔자 약을 투여한다.
- 이미 폐렴 등의 합병증이 있거나 합병증으로 입원을 필요로하는 경우에는 48시간 이상 경과하더라도 항인플루엔자제를 투여한다.
- 합병증이 없다면 항균제는 불필요하다.
- 폐렴을 합병한 경우에는 황색포도알균, 폐렴알균, Hib을 생각해서 항균제를 병용한다(130페이지 참조).
- 대증요법에서는 NSAID(nonsteroidal anti-inflammatory drugs)를 피해 아세트아미노펜계를 처방[특히 12세 미만은 라이증후군(Reye syndrome)의 위험이 있다]. 감기에서와 같이 항히스타민제, 비강점막 혈관수축제 등을 처방한다.

주의사항:

- 인플루엔자의 합병증은 세균성 부비강염, 중이염, 폐렴, 뇌증, 심근염, 만성폐쇄폐질환(chronic obstructive pulmonary disease, COPD) 악화, 당뇨병이나 심질환의 악화이다. 기초 질환이 있는 환자, 유아, 고령자, 임신부 등에서 위험이 높다.
- 현상황의 인플루엔자의 사망률은 낮으며 자연 치유하는 예후가 양호한 질환이므로 항인플루엔자 약은 필수가 아니다.
- 항인플루엔자 약은 증상발생 48시간 이내에 투여를 시작하면 약 12시간에서 하루정도 빠르게 해열되지만, 합병증을 줄이거나 사망률을 낮추는 효과는 충분하게 증명되지 않았다. 오히려 메스꺼움 등의 부작용이 늘어난다는 보고가 있다.
- 비말접촉감염으로 전파된다. 바이러스 배출은 성인 기준 증상발생 하루 전~증상발생 후 7일 정도이다. 필요 기간에 자택격리, 마스크 착용, 손 씻기 등을 지도한다.

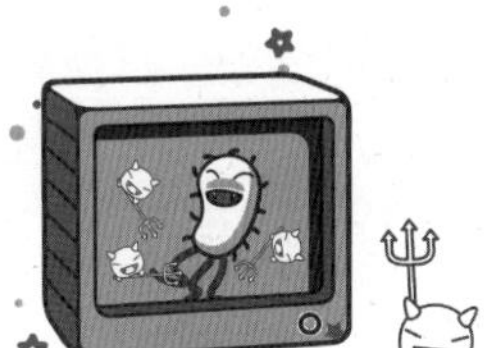

※ 약제 감수성 표

약제 감수성 표의 사용법

이 표는 도쿄타카나와(東京高輪)병원에서 원인균의 약제 감수성을 기반으로 하는 지역사회 인자를 제시한 것이다. 표 안의 수치는 병원내에서 채취된 감염증의 원인균 중 약제 감수성균이 차지하는 비율(%)로 수치가 높을수록 감수성이 높다고 알려졌다. 감수성률 80% 미만의 약제는 사용을 피할 필요가 있다.

작성협력/도쿄타카나와병원 검사과 黒川正美

균명	ABPC	AMPC /CVA	PIPC	CEZ	CTM	CTX
대장균(*escherichia coli*)	65	89	66	94	99	99
폐렴막대균(*Klebsiella pneumoniae*)	0	99	64	98	99	99
클레브시엘라 옥시토카(*Klebsiella oxytoca*)	0	93	38	55	93	100
엔테로박터 에어로게네스균(*Enterobacter aerogenes*)	0	10	90	5	50	100
엔테로박터 클로아케(*Enterobacter cloacae*)	0	3	97	0	5	97
세라티아 마르세센스(*Serratia marcescens*)	0	0	88	0	12	88
proteus mirabilis	78	89	89	94	94	100
프로테우스 불가리스(*Proteus vulgaris*)	0	100	67	33	33	100
시트로박터 프레운디(*Citrobacter freundii*)	0	8	85	0	31	85
모르가넬라 모르가니이균(*Morganella morganii*)	0	0	100	0	9	100
ESBL 생성 대장균	0	70	0	0	0	0
ESBL 생성 폐렴막대균	0	58	0	0	0	0

한편, 녹농균의 감수성이 유지되며 이러한 병원에서는 카바페넴(carbapenem)계를 보존하는 것이 권장된다. 이로인해 도쿄타카나와병원에서는 TAZ/PIPC(tazob actam/piperacillin) 또는 세페핌(cefepime, CFPM)에서의 치료 시작을 추천하고 있다.

이러한 각 시설에서의 지역사회 인자를 파악하여 적절한 약제 선택을 하길 바란다.

CMZ	CAZ	CPR	AZT	GM	AMK	MINO	ST	FOM	LVFX	IPM
98	100	99	99	91	100	86	78	87	74	100
99	99	99	99	99	99	91	95	36	98	100
100	100	97	93	97	100	93	93	48	97	100
10	100	100	80	100	100	95	95	20	95	100
3	89	100	95	100	100	97	100	8	100	100
100	88	100	88	100	100	100	100	12	100	100
100	100	100	94	89	100	11	72	78	100	100
100	100	100	100	67	100	67	67	33	100	100
46	69	92	85	85	100	85	69	100	92	100
100	100	100	100	91	100	82	91	0	100	100
100	0	0	0	65	100	86	72	83	13	100
100	0	0	0	75	100	25	58	42	75	100

균명	PIPC	CAZ	CFPM	TAZ/PIPC	AZT	GM
녹농균(*Pseudomonas aeruginosa*)	86	85	85	94	70	87

균명	ABPC	ABPC/SBT	CTM	CTRX	CFPM	TC
Hib(*Haemophilus influenzae*)	100	100	95	100	95	100
BLNAR	0	52	30	100	81	93

균명	PCG	ABPC	ABPC/SBT	CTX	CFPM	CTRX
화농사슬알균(*Streptococcus pyogenes*)	100	100	100	100	100	89
스트렙토코쿠스 아갈락티에(*Streptococcus agalactiae*)	97	97	94	96	96	96

균명	PCG	AMPC/CVA	CTM	CFPM	CTRX	MEPM
폐렴알균(*Streptococcus pneumonia*)	100	100	100	96	100	100
페니실린 내성 폐렴알균(PRSP)	0	100	50	50	50	100
페니실린 중등도 내성 폐렴알균(PISP)	0	100	10	100	100	100

균명	PCG	ABPC/SBT	CEZ	CLDM	EM	GM
황색포도알균(*Staphylococcus aureus*)	44	100	100	76	77	76
메티실린내성 황색포도상알균(MRSA)	0	0	0	5	4	67

AMK	LVFX	MEPM	CL
95	89	91	100

CP	RFP	CAM	ST	LVFX
100	100	89	95	100
100	100	96	85	100

EM	CAM	CLDM	LVFX	TC	CP	MEPM	VCM
33	33	89	100	56	100	100	100
66	86	89	83	51	94	96	100

CLDM	ST	LVFX	RFP	CP	VCM
31	77	100	100	81	100
50	100	100	100	50	100
60	90	90	100	90	100

MINO	LVFX	RFP	LZD	VCM	ST
99	91	99	99	100	100
40	7	95	98	100	98

균명	PCG	ABPC	LVFX	IPM	LZD	VCM
엔테로코쿠스 패칼리스(*Enterococcus faecalis*)	100	100	88	100	100	100
엔테로코쿠스 패시움(*Enterococcus faecium*)	0	0	0	0	100	100

균명	PIPC	ST	MINO	LVFX
스테노트로포모나스 말토필리아균(*Stenotrophomonas maltophilia*)	36	97	100	86

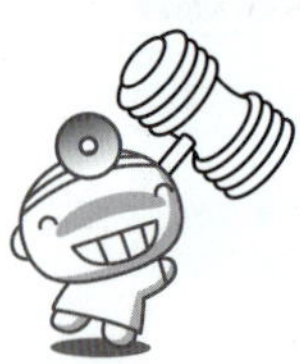

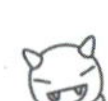

TEIC
100
100

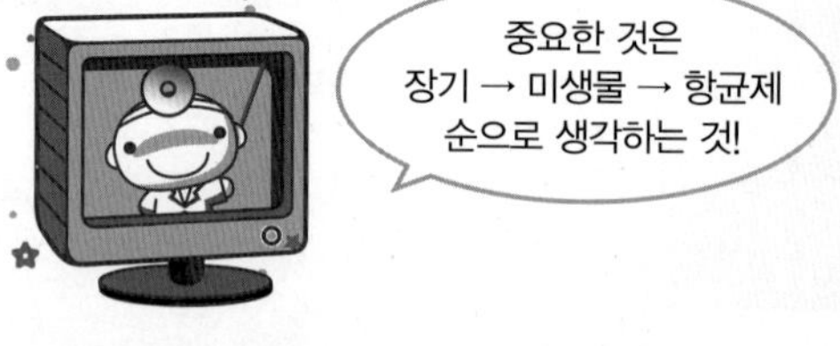
중요한 것은
장기 → 미생물 → 항균제
순으로 생각하는 것!

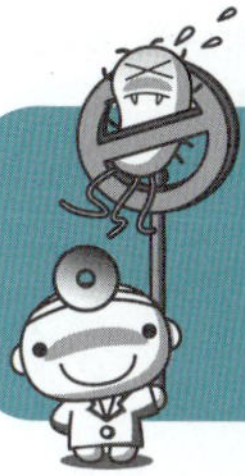

제3장
병태·장기별 감염증 치료 각론

▣ 발열증후군

◎ 불명열(fever of unknown origin)

◆ 포인트

- 고전적인 불명열의 정의는 38.3℃ **이상의 발열이 3주 이상 지속되어 두 번의 외래 진찰이나 3일 이상 입원해 있는 동안 정밀검사에서도 원인을 밝히지 못하는 경우**이다.
- 급성 경과의 발열로 감염장기가 뚜렷하지 않은 경우는 불명열이라고 부르지 않고 접근법(approach)이 다른 경우가 많으므로 주의해야한다.
- 어림짐작으로 검사를 하는 것이 아니라 감별진단을 기억하면서 진단해야 한다.
- **진단 없이 항균제나 스테로이드를 투여하는 것은 가장 해서는 안 되는 행위이다.**
- 불명열이라고 진단을 내리기 전에 아래의 정밀검사를 해야 한다.

□ 일반혈액검사(complete blood count, CBC), 일반생화학검사, 소변검사
□ 특수혈액검사[항핵항체(ANA), RF(류마티스인자, rheumatoid factor), 적혈구침강속도(ESR), 간염 바이러스, HIV, CMV-lgM, EBV-lgM]
□ **흉부 X선**, **혈액배양**

- **자세한 병력**(약물 복용, 출입국 이력, 애완동물접촉력, 직업, 알코올 등)과 **신체검진**(예를 들면 구강 내, 치아, 손발가락 끝, 결막, 갑상선, 관절이나 척추의 압통, 직장 진단)이 중요하다.

- 감별해야 할 진단은 다양하기 때문에 감별진단을 위해서는 아래와 같은 정밀검사를 추가해 둔다.

> □ **영상진단**: CT, 갈륨 신티그래피(gallium scintigraphy), 심장초음파
> □ **생검**: 임파선, 간, 골수, 측두동맥 등

- 불명열이 발생하는 빈도가 높은 질환(표 3-1)에서 우선적으로 찾으면 효율적이다.

표 3-1 불명열이 발생하는 빈도가 높은 질환

대분류	소분류/감별에 필요한 검사
감염증	좁쌀결핵, 폐외결핵/ 항산균 도말·배양, PCR법, 투베르쿨린반응(tuberculin skin test)나 T-SPOT®. CT
	농양/CT, 핵의학검사
	감염성 심내막염/혈액배양 3세트, 경식도 심초음파
	골수염/골 신티그라피, MRI
악성종양	악성 림프종, 간종양, 신장 세포암, 비장암, 대장암, 심방점액종 등
collagen disease	젊은이들에게는 성인 Still병, 무맥박병, 고령자에게서는 측두동맥염이나 류티마스성 다발근통증. Behçet병도 불명열이 되기 쉽다 /측두동맥염이 의심되는 경우 측두동맥 생검도 고려한다
그 외	약물성 발열, 간경변, 가성통풍, 갑상선 기능항진증, 아급성 갑상선염, 혈종, 사르코이드증(sarcoidosis), 기쿠치병(괴사성 림파절염)

- 혈액 분획이나 혈액 모양에 이상이 있다면 골수 생검, 간기능 이상이나 담도계 효소 증가, 간비대가 있다면 간생검, 임파종이 있다면 임파선 생검을 한다.
- 감별진단을 염두에 두며 검사를 진행한다. 진균감염의 위험이 없는 환자에서 β-D glucan을 검사하는 등, 어림짐작으로 검사를 하면 위양성으로 혼란에 빠질 수 있으므로 주의한다.
- 감염내과 전문의, 류마티스내과 전문의, 혈액내과 전문의 등과 협력하여 다른 전문가의 시점으로 진료받는 방법도 유용하다.
- 20~40%에서는 진단이 불분명하지만 이러한 경우의 장기 예후는 양호하다고 여겨진다.

- 불명열의 경험적 치료는 예외(배양음성인 심내막염에서의 항균제 투여, 시신경 장애가 있는 측두동맥염에서의 스테로이드 투여, 좁쌀 결핵, 결핵성 뇌수막염에서의 항결핵제 투여 등)를 제외하고는 원칙적으로 하지 않는다.

◆ 특수한 불명열의 감별진단

병원에서 발생한 불명열:

- **심부정맥혈전증(deep vein thrombosis, DVT)과 약물성 발열을 우선 고려한다**. 심부정맥혈전증은 하지의 열감, 파악통 등이 없을 수도 있으므로 의심이 되면 하지 초음파를 실시한다. 약물성 발열은 항균제, H_2 수용체 길항제, 항부정맥제, 항경련제에서 특히 주의한다. 알코올, 바르비투르산(barbituric acid) 등에서 이탈로 인한 발열도 주의한다. 이외에도 카테터 관련 혈류감염, 부비강염, 클로스트리듐 디피실 감염(*Clostridium difficile* infection, CDI), 수혈 관련, 거대세포바이러스(cytomegalovirus, CMV)감염 등이 많다.

25

HIV(human immunodeficiency virus)와 동반되는 불명열:

- 결핵, 비결핵성 항산균, 주폐포자충 폐렴(pneumocystis pneumonia), CMV, *Cryptococcus*, 약물성 발열, HIV 그 자체, 악성 임파종, 면역재구성염증증후군(immune reconstitution inflammatory syndrome, IRIS) 등 HIV가 있으면 감별질환이 바뀌므로 불명열에서는 적극적으로 감별하면 좋다.

고령자의 불명열:

- 결핵, 농양, 악성 임파종, 측두동맥염, 폐경색, 약물성 발열 등. 경우에 따라서는 측두동맥의 압통이나 울혈이 없더라도 생검한다.

호중구 감소 시 불명열:

- 진균감염증의 빈도가 높다(자세한 내용은 197페이지 참조).

◎ 중환자실(intensive care unit, ICU)에서의 발열

◆ 포인트

- 발열의 원인이 꼭 감염증이라고 한정할 수는 없다. 약제, 수혈, 심부정맥혈전증(deep vein thrombosis, DVT), 무기폐(atelectasis), 폐색전, 무결석담낭염, 혈종, 급성 부신기능부전, 갑상선중독발작(thyroid crisis) 등에 의해서도 발생할 수 있다.
- 비감염증은 38.9℃ 이하의 발열인 경우가 많지만, 약물성 발열이나 수혈이 원인인 경우는 예외이다. 비감염증에서는 눈에 띄는 변화가 현저하게 적으며 전신상태가 좋은 경우가 많다. 발열의 정도나 C 반응성 단백 시험(C-reactive protein, CRP) 수치와 별도로 환자의 상태를 판단한다.
- 약물성 발열은 항균제, 항부정맥제, 항경련제, 과립구집락자극인자(granulocyte colony-stimulating factor, G-CSF)에서 많이 발생한다. 호산구 증가나 발진이 없는 경우도 많으며 **의심스러운 약제는 중지**한다.
- 수혈이 원인인 경우는 혈소판 수혈이 많으며 수혈 후 30분~2시간에 발열이 발생한다.
- 감염증이라고 생각될 때는 **카테터나 이물질이 있는 곳을 찾는다**. 인공호흡기하로 기관 튜브가 있다면 기계환기 관련 폐렴(ventilator-assoiated pneumonia, VAP), 정맥·동맥 카테터가 있다면 혈류감염, 경비 카테터가 있다면 부비강염, 수술 후라면 수술부위 감염, 카테터 요로감염, 클로스트리듐 디피실 감염(*Clostridium difficile* infection, CDI)도 원인인 경우가 많다. 그러므로 아래의 사항을 하나씩 확인한다.

25

- □ **카테터 관련 혈류감염**
- □ **폐렴**
- □ **요로감염**
- □ **수술부위 감염**
- □ **CDI**

- 심부의 수술부위 감염은 표면에서는 알 수 없는 경우가 있으므로 외과의와 상담하여 영상 진단 등을 실시한다.
- 패혈쇼크와 같은 심각한 상태라면 헷갈리는 감염장기의 배양을 실시하고(혈액배양 2세트는 필수), 신속한 경험적 치료를 시작한다.

◆ 발열의 감별로 항균제 투여 전에 해야 하는 검사

- □ **일반혈액검사, 생화학검사, 소변 일반검사**
- □ **흉부 X선**
- □ **혈액배양 2세트**
- □ **소변배양**

- 병원성 폐렴(hospital-acquired pneumonia, HAP)이나 기계환기 관련 폐렴(ventilator-assoiated pneumonia, VAP)이 의심되면 흡인가래배양을 실시하고, CDI이 의심되면 클로스트리듐 디피실(*Clostridium* difficile) 독성검사를 한다.
- 병원성 폐렴[HAP(139페이지)]이나 기계환기 관련 폐렴[VAP(141페이지)], 요로감염[urinary tract infection, UTI(148페이지)], CDI(166페이지), 카테터 관련 혈류감염[catheter-associated blood stream infection, CABSI(182페이지)]에 대해서는 각 페이지를 참조 한다.

◆ 수술 후 발열

- 시간 경과가 중요하며, 수술 **후 48시간 이내의 발열은 바이탈 등이 안정되어 있다면 경과 관찰로 충분하다.**
- 예외로 수술 전부터 감염증이 존재하는 경우, 클로스트리듐(*Clostridium*)이나 용혈사슬알균(hemolytic *Streptococcus*)의 수술부위 감염, 괴사성 근막염을 예로 들 수 있다.
- **수술 후 3일 이후는 심각한 감염증이 나타날 수 있다.** 중환자실(intensive care unit, ICU)에서의 발열에 대한 감별과 같이 대응한다.

수술부위 감염에 대해서:

- 침범 깊이에 따라 표층부, 심부 절개부, 장기·체강으로 나뉜다.
- 표층부는 창부의 홍반, 부기, 농으로 간단하게 진단할 수 있지만 심부나 장기·체강감염에서는 표면상으로 이상이 보이지 않는 경우도 있으며 진단은 영상소견에 맡기는 경우가 많다.
- 감염이 진단되면 **창부를 개방하여 죽은조직제거(debridement)**를 실시한다.
- 창부의 농 배양(면봉은 피해야 한다)을 실시한다.

장관을 조작하는 경우의 항균제 투여:

- MRSA(methicillin-resistant *Staphylococcus aureus*)을 커버한다.

경증:
트리메토프림 설파메톡사졸(sulfamethoxazole trimethoprim) 복합제, 미노사이클린(minocycline, MINO) 등 복용.

중등도 이상:
반코마이신(vancomycin, VCM). 중증인 경우는 TAZ/PIPC(tazobactam/piperacillin), 세페핌(cefepime, CFPM), 세프타지딤(ceftazidime, CAZ) 등 병용.

장관을 조작하는 경우의 항균제 투여:

VCM에 더해 TAZ/PIPC, 메로페넴(meropenem, MEPM)으로 시작해, 배양 결과에 따라 de-escalation한다.

◆ 경비삽관 튜브에 따른 부비강염

- 진단은 CT, 부비강 천자로 한다. 부비감염 발생의 85%는 경비삽관 1주 내에 발생한다. 원인균은 그람음성균과 혐기균이 일반적이다.
- 경험적 치료는 TAZ/PIPC 등 앞서 서술한 원인균을 커버할 수 있는 항균제로 시작한다.
- **튜브 제거가 가장 유효**하다.

◎ 여행 후 발열

◆ 포인트

- 발열 환자의 진찰에서는 출입국 이력에 대해 듣는 것이 매우 중요하다.
- 잠복기는 다양하며, 최근 출입국뿐만 아니라 과거 출입국 이력도 물어봐야 한다.
- 여행 장소뿐 아니라 시기, 기간, 여행 유형, 백신 접종이나 말라리아 예방 유무도 확인해야 한다.
- 말라리아, 장티푸스균(*Salmonella* Typhi) 등 장관감염, 급성간염, 아메바증, 리케치아감염(rickettsial infection), 뎅기열(dengue fever) 등의 아르보바이러스 감염(arbovirus infection)의 빈도가 높다.
- 열대감염증뿐 아니라 인플루엔자, 폐렴, 요로감염 등 관계없는 일반 감염증에도 주의해야 한다.
- 가장 중요한 것은 자세한 병력과 신체소견, 여행지의 유행정보를 아는 것이다.

◆ 잠복기로 접근(approach)

잠복기 14일 미만:

여행자 설사(traveler's diarrhea), 뎅기열, 지카바이러스(zika virus), 장티푸스, 리케치아감염(rickettsial infection), 인플루엔자(influenza), 재향군인병(legionnaires disease), 렙토스피라증(leptospirosis), 바이러스성 출혈열(viral hemorrhagic fever).

잠복기 14일 이상 2개월 미만:

말라리아, 장티푸스균(*Salmonella* Typhi), 브루셀라(*Brucella*), 바이러스간염, 아메바증, 주혈흡충증(schistosomiasis) 등.

잠복기 2개월 이상:

말라리아, B형 간염, 결핵, 리슈만편모충증(leishmaniasis), 사상충증(filariasis), Q열(Q fever) 등.

◆ 증상으로 접근(approach)

호흡기 증상:

기관지폐렴, 인플루엔자, 홍역, 재향군인병, Q열, 유비저(melioidosis), 중동호흡기증후군(middle east respiratory syndrome, MERS) 등의 코로나바이러스(coronavirus)가 원인인 질환, 급성 히스토플라스마(*Histoplasma*)나 콕시디오이데스진균증(coccidioidomycosis).

뇌수막염·뇌염 증상:

25

말라리아, 뇌수막염, 아프리카 트리파노소마증(african trypanosomiasis), 진드기매개뇌염(tick-borne encephalitis, TBE), 일본뇌염, 서부 나일강 열(West Nile fever), 광견병, 회색질척수염(polio), 광동주혈선충증(angiostrongylus cantonensis) 등.

출혈반:

수막알균, 뎅기열, 에볼라 등 바이러스성 출혈열, 리케치아감염(rickettsial infection).

◆ 중요도 및 빈도가 높은 질환

말라리아:

말라리아 유행지(특히 사하라 이남의 아프리카가 위험도가 높다)에 여행력이 있는 환자의 발열은 말라리아를 우선 감별한다. 잠복기는 4주 이내가 일반적이지만, 더욱 긴 경우도 있다.

진단은 정맥혈 김자염색의 도말표본(smear)을 확인한다. 민감도가 불충분하므로 결코 한번의 도말표본 음성으로 말라리아를 배제하면 안되며 6시간마다 반복한다.

뎅기열(dengue fever):

유행지는 넓지만 동남아시아나 중남미에서 감염 위험이 높다. 뎅기열이나 치군군야바이러스(chikungunya virus) 감염은 전신에 강한 관절통, 홍역과 같은 발진이 특징이며 치료는 충분한 수액요법이 중요하다. NSAIDs(nonsteroidal anti-inflammatory drugs)는 사용하지 않는다. 혈소판 감소에 주의하며, 출혈열이 되면 수혈에 따른 보충요법이 필요한 경우도 있다.

장티푸스:

인도 등 남아시아 지역에서의 감염 위험이 높다. 장티푸스균은 소화관 증상보다 발열이 주된 증상이므로 설사가 없다는 이유로 감별에서 제외하지 않도록 한다. 진단은 혈액배양으로 실시한다. 소변·변 배양이 유용하고 골수배양은 가장 민감도가 높으며 이미 항균제가 투여되었어도 유용하다. 뉴퀴놀론계 내성이 많으므로 경험적 치료는 세프트리악손(ceftriaxone, CTRX)을 사용한다.

바이러스간염(viral hepatitis):

잠복기가 길다. 바이러스간염에서는 A, E형 간염에 주의한다. 의심되면 혈청항체를 검사한다.

리케치아감염(rickettsial infection):

리케치아감염은 진드기 노출 며칠 후에 증상이 발생하며 발열, 두통, 발진이 나타난다. 복부나 액와, 등 등을 진드기에 물린 곳이 없는지를 찾는다. 의심된다면 바로 독시사이클린(doxycycline, DOXY) 또는 미노사이클린(minocycline, MINO)을 시작하는 것이 중요하다.

▣ 상기도감염(감기와 그 외)

◆ 포인트

- 감기에 항균제는 필요하지 않다. 의사의 일은 감기와 항균제가 필요하지 않은 감기 외의 질환을 감별하는 것이다.
- 항균제를 주는 의사보다 진찰 시간이 짧고 감기에 항균제가 불필요하다는 것을 설명하는 의사쪽이 환자 만족도가 높다는 보고가 있다.
- 항균제가 합병증을 예방하며 개선을 촉진시킨다는 근거는 충분하지 않으며 오히려 약물발진(drug rash)이나 설사 등의 부작용을 늘이기 쉬우므로 엄중히 자제해야 한다고 생각한다.
- **균등형(기침, 콧물, 인두통이 모두 균등하게 있으며 미열로 몸 상태가 좋음)인 경우에는 간단하게 감기라고 진단해도 좋다.**

- **상기도 증상의 강도에 따라 비염형, 인두염형, 기관지염형으로 나누어 관리한다.**
- 반대로 **상기도 증상이 나타나지 않을 때는 가볍게 감기라고 진단해서는 안 된다!**

◎ 주로 비염증상이 나타나는 경우(비염형)

- **급성으로 콧물이 나타나는 경우는 바이러스 감염, 알레르기인 경우가 대부분이다.** 즉, 급성 비염증상이 있는 경우에는 원칙적으로 항균제는 불필요하다.
- 농성 콧물의 경우, 바이러스 감염으로도 나타나므로 그것만으로 세균감염이라고 판단해서는 안 된다.

26

- 예외로 1주일 이상 증상이 지속되는 경우나 강한 부비강 압통이 나타난다면 **급성세균성 부비강염을 생각**하여 항균제[아목시실린(amoxicillin, AMPC)이 일차선택제. 뉴퀴놀론계를 일차선택제로 하지 않을 것]를 처방하면 좋다.
- 급성세균성 부비강염일 때는 아목시실린(250mg) 6캡슐(cap)을 3회 나눠서 10일간 투여한다.

◎ 주로 인두통이 나타나는 경우(인두염형)

- 연하통이 별로 없거나, 연하통 또는 개구장애가 있고 인두 소견이 적을 때는 쉽게 인두염이라고 판단하지 말고 심근경색, 인두개염, 심경부 감염 등의 치명적인 경우를 우선 감별하여, 제외한다.
- 인두염이라면 대부분 바이러스 감염이지만, 항균제가 필요한 인두염의 대표 예는 용혈사슬알균이다.
- 드물지만 HIV(human immunodeficiency virus), 임균감염도 감별에 해당되므로 병력에서 의심된다면 염두에 둔다. 하얀 위막과 해외 출입국 이력이 있다면 디프테리아(*diphtheria*)도 염두에 둔다.
- 대부분의 경우에는 **용혈성 사슬알균감염(hemolytic *Streptococcal* infection)을 예상하여 항균제를 처방**하는 것이 바람직하다.
- Centor score을 기초로 다음 조건에서 3점 이상이 해당하는 경우에

용혈성 사슬알균감염일 가능성이 높으므로 용혈사슬알균 신속검사 도구로 검사한다.

- □ **고열(또는 그 병력)**
- □ **전경부 임파절 비대**
- □ **편도의 백태나 편도의 비대**
- □ **기침이 없음**
- □ **15세 미만**(단, 45세 이상인 경우는 '-1'점)

- 용혈사슬알균 신속검사 도구에서 검사 결과가 양성이라면 **아목시실린(amoxicillin) 경구제 4cap을 1회 또는 2회로 나누어 10일간 투여 또는 제1세대 세팔로스포린(cephalosporin) 250mg 6cap을 3회로 나누어 10일간 투여한다**. 해열 및 증상이 개선되어도 제균을 위해 마지막까지 투여한다.
- 끝까지 복용해야 하는 이유는 **항균제 처방의 목적이 제균에 따른 류마티스열이나 농양 등의 합병증 예방**이며 10일에 그 효과가 증명되기 때문이다.
- 제3세대 세팔로스포린 경구제는 5일 요법으로 치료가 가능하지만, 치료 점수나 내성균 출현 방지 문제로 페니실린을 일차치료제로 선택한다.
- 용혈사슬알균에는 뉴퀴놀론계는 필요하지 않으므로 처방하지 않는다.
- 페니실린이나 세팔로스포린계에 알레르기가 있는 경우에는 클린다마이신(clindamycin, CLDM)을 사용한다(900mg을 3회 나눠 10일간). 마크롤라이드(macrolide)계는 용혈사슬알균의 내성 위험이 있어 사용하지 않는다.
- **편도의 현저한 변위, 개구장애, 연하 곤란, 호흡 곤란 등이 있는 경우는 급성 후두개구염이나 편도 주위 농양을 의심하여 이비인후과로 내원하는 것이 바람직하다.**

◆ 급성 인두개염의 경우

- **협착음, 유연**(sialorrhea), **발열이 특징**이다. 원인은 Hib(*Haemoph-*

ilus influenzae B type), 사슬알균, 황색포도알균, 바이러스가 일반적이다.

- 항균제는 세프트리악손(ceftriaxone, CTRX) 2g을 24시간마다 투여한다. 4살 이하의 소아가 가족 중에 있는 경우 Hib 백신접종, 리팜피신(rifampicin, RFP) 예방 투여의 적응이 된다.
- 급성인두염(쉰 소리가 주된증상)은 바이러스 감염으로 인한 것으로 항균제는 처방하지 않는다. 치료는 가습 등 대증 치료이다.

◎ 주로 기침이 나타나는 경우(기관지염형)

- 급성 기관지염인지 폐렴인지가 주요 감별 대상. 일반적으로 고열이 나타난다면 기관지염보다 폐렴, 인플루엔자나 아데노바이러스(adenovirus)를 생각한다.
- 고령자나 면역부전자에게서는 발열이 없는 경우도 있다.
- 감별진단으로는 흉부 X선을 실시하지만, 급성인 기침 환자 모두에게 실시할 필요는 없다. 폐렴은 빈맥, 빈호흡, 고열, 라음이 있으면 확률이 높아진다.
- 고령자와 면역부전자가 아니라면 Heckerling score를 기초로 아래의 항목 중 3개 이상의 소견이 나타나면 폐렴을 의심하여 X선 검사를 실시하면 좋다.

□ HR 100회/분 이상
□ 체온 37.8℃ 이상
□ 라음이 있다
□ 천식 기왕력이 없다
□ 호흡수 25회/분 이상

- 급성 기관지염이라고 판단하면 원칙적으로 항균제는 불필요하며, 폐렴인 경우의 치료는 지역사회 감염 폐렴 항목(130페이지)을 참조한다.
- 이러한 경우에 마크롤라이드(macrolide)를 쉽게 처방하지 않아야 한다.

◎ 감염병변(infection focus)이 확실하지 않은 급성 발열(기도증상이 없는 발열)

- 기도증상 없이 발열만 나타나는 경우는 쉽게 급성 상기도염의 진단을 내리면 안 된다!
- 오한이 있는 경우나 발열 이외의 바이탈사인에 주의하여 빈맥이나 빈호흡, 의식변화 등이 있다면 패혈증을 강하게 의심해야 한다.
- 이 타입에서 전신상태가 양호하여 위험인자가 없는 경우에는 원칙적으로 우선 항균제 처방은 자제하며 신중하게 상태를 관찰한다.

위험인자

- □ 고령자
- □ 면역억제제 사용 등이 있는 면역부전
- □ 투석
- □ 간부전
- □ 알코올 과다섭취
- □ 잘 조절되지 않는 당뇨병
- □ 만성폐쇄성 폐질환(chronic obstrucive pulmonary disease, COPD)

- 위험인자가 있는 환자에게서는 병력, 신체 소견으로 원인이 확실하지 않은 경우라도 적극적으로 영상진단 등을 실시하여 감염병변을 찾는다.
- 위험인자가 있는 환자에게서는 혈액배양을 시행하여 항균제를 시작해도 좋다.
- 패혈증, 세균성 뇌수막염, 호중구 감소증인 환자는 입원하여 배양을 시행하고 빠르게 항균제를 투여한다.
- 감염병변이 확실하지 않은 급성 발열을 일반 진료실에서 자주 만날 수 있다. 기도증상이 없는 경우 우선 아래의 3개를 감별한다.

□ **바이러스감염**[인플루엔자, 뎅기열 등. 급성 HIV(human immunodeficiency virus)도 여기에 해당한다]
□ **패혈증**
□ **리케치아감염**(rickettsial infection)[쯔쯔가무시병, 일본홍반열, Q열 등], **렙토스피라증**(leptospirosis), **장티푸스**, **말라리아**

- 이 중, 우선 인플루엔자 등의 유행상황과 함께, 리케치아감염증은 야외활동, 출입국 이력 등의 병력을 듣는 것으로 제외한다.
- 다음에 예후 양호한 바이러스 감염인지, 즉시 항균제 투여가 필요한 패혈증인지를 감별한다.
- 병력, 신체소견, 바이탈사인이 중요하다. 오한이 있고 의식 변화, 혈압 저하, 빈맥, 빈호흡, 산소포화도 저하의 여부 등으로 패혈증을 의심한다. 신체소견에서는 관절, 피부, 항문, 전립선 등을 놓치기 쉬우므로 전신을 진찰한다.
- 패혈증이 의심된다면 혈액배양을 실시하고 주사용 항생제를 시작하는 것이 바람직하다(자세한 것은 '패혈성 쇼크' 203페이지 참조). 배양 없이 우선 경구 항균제를 처방하는 행위는 하지 않는다. 진료 현장이 진료소(clinic)라면 고차 의료기관으로 빠르게 전원한다.
- 백혈구 수나 C 반응성 단백 시험(C-reactive protein, CRP) 수치를 참고해도 좋지만 민감도, 특이도 모두 그다지 높지 않으므로 그것만으로 판단하지 않는다.
- 오히려 채혈 항목에서는 젖산성 산증(lactic acidosis), 혈소판 수의 감소, 간기능이나 신장기능의 저하가 패혈증의 존재나 중증도를 반영하는 경우가 많다.

□ **요로감염**(급성 부고환염, 전립선염을 놓치기 쉽다→음낭촉진, 직장수지검사!!)
□ **간담도 간염**
□ **감염성 심내막염**
□ **피부연부조직 감염**(봉와직염, 화농성 관절염, 항문주위 농양 등)

- 이러한 경우, 패혈증의 감염병변으로 빈도가 높고 놓치기 쉽기 때문에 주의깊게 찾아야 한다.
- 위험인자를 갖는 환자나 감염병변이 확실하지 않는 패혈증이 의심되는 환자에게서는 CT 등의 영상진단이 도움이 된다.

◎ 심경부 감염

◆ 포인트

- 치성 감염이나 인두염·편도선염, 수술 후 감염, 이물질 등으로 인한 심경부의 공간에 감염이 퍼진 상태로 하악에 따라 부기나 통증, 강한 연하통, 개구장애, 호흡곤란 등으로부터 시작된다.
- 감별은 이하선염, 임파절염, 파상풍 등.
- 루드비히앙기나(Ludwig's angina)→하악 주위로 퍼진다.
- 인두후벽 농양→공간(danger space)이 식도의 뒤에서부터 종격까지 연결되어 있어 최악의 경우에는 종격염이 된다.
- 인두측벽 농양→경동맥초에서 감염이 파급되어 내경정맥의 화농성 혈전정맥염에서 패혈성 폐색전(Lemierre증후군)을 일으킨다.
- 빠르게 이비인후과, 구강외과 등과 상담하고, CT와 같은 영상진단도 실시한다.
- 혈액배양 2세트와 농양천자배양을 실시한다.
- 원인균은 *Fusobacterium, Peptostreptococcus, Prevotella,* 사슬알균(*Streptococcus*) 등이 있으므로 구강 내 혐기균 커버를 실시한다.

◆ 초기 치료

- 암피실린 설박탐(ABPC/SBT) 1.5g을 6시간마다, 의료관련 감염 등과 같은 녹농균 위험이 있다면 TAZ/PIPC 4.5g을 8시간마다 투여한다.
- 투여 기간은 배액(drainage) 상태에 따라 다르지만 농양소실까지로, Lemierre증후군은 점적 치료로 4주간, 루드비히앙기나(Ludwig's angina)는 2~3주간 정도가 기준이다.

▣ 호흡기감염

◎ 지역사회 획득폐렴

◆ 포인트

원인 미생물:

- 지역사회 획득폐렴의 원인 미생물은 폐렴알균, Hib, 모락셀라 카타랄리스(*Moraxella catarrhalis*), 미코플라스마(*Mycoplasma*), 클라미디아(*Chlamydia*)가 대부분을 차지한다.
- 중증폐렴의 경우는 폐렴알균, 재향군인병(legionnaires disease), 장내 세균이 중요하다.
- 만성 기도질환 환자의 경우에는 녹농균의 관여도 생각한다.
- 상폐야 공동이나 면역부전자, 아급성 경과의 폐렴인 경우는 결핵을 반드시 배제한다[그 전까지는 개인실(가능하다면 음압실)에 격리, N95마스크를 사용하여 가능한 한 시설에서 공기감염 예방책을 실시한다].
- 폐렴알균(*Streptococcus pneumoniae*)은 페니실린(penicillin)으로 치료 가능하지만 마크롤라이드(macrolide)계의 내성은 무시할 수 없다.

감별질환:

- X선에서 고음영이 곧 폐렴인 것은 아니다. 심부전, 폐색전, 간질폐렴(interstitial pneumonia), 무기폐(atelectasis), 악성종양 등을 감별한다.

병력:

- 사용약제, 기왕력, 출입국 이력, 동물과의 접촉, 취업력, 음주흡연력을 듣는다.

검사:

- 가래배양은 가능한 한 시행한다. 가래가 나오지 않을 때는 고장성 식염수 흡인으로 유발을 시험해 본다. 또한 신속하게 그람염색을 확인해야 한다.
- 입원한 경우(중등증 이상)은 항균제를 시작하기 전에 혈액배양을 2

세트 시행한다.

- 소변 폐렴알균 항원검사는 지역사회 획득 폐렴에서는 시행할 수 있다. 소변 재향군인병(legionnaires disease) 항원검사는 위양성 등 위험이 있지만 중증인 경우 재향군인병을 의심하는 경우에 실시한다. 어느 쪽 소변 항원검사라도 민감도는 높지 않으므로 음성이라고 해도 이들을 제외해서는 안 된다.
- 재향군인병이 의심될 때는 가래의 Giménez 염색을 의뢰하면 좋다.
- β-D glucan, 칸디다 항원, 크립토코쿠스(*Cryptococcus*)나 아스페르길루스(*Aspergillus*) 항원은 일반 지역사회 폐렴에서는 불필요한 검사이다.
- 클라미디아(*Chlamydia*)와 미코플라스마(*Mycoplasma*)의 신속 진단은 안 되며 보통은 경험적으로 치료한다.
- 백혈구수나 C 반응성 단백 시험(C-reactive protein, CRP) 수치는 중증도를 충분하게 반영하지 않는 것으로 주의한다.
- 의식장애가 있는 경우는 적극적으로 요추천자를 실시한다(세균성 뇌수막염의 원인균에서 제일 많은 것은 폐렴알균이다).
- 폐렴에 쇼크가 병발하고 있을 때에는 폐렴 이외의 질환이나 합병증(패혈증, 탈수, 심부전, 폐색전 등)을 의심해야 한다.
- 보통 지역사회 폐렴에서 관습적인 흉부 CT 검사는 불필요하며 간질성폐렴 등이 의심되는 경우, 농흉 등의 합병증이나 폐색전 등 다른 질환의 제외가 필요할 때 실시한다.

27

중증도 평가:

- 모든 폐렴이 입원해야 하는 것은 아니지만 고령자, 기저 질환이 심한 경우, 중등증 이상의 경우는 입원한다.
- 중증 판정은 CURB-65가 간단하며 유용하다. 아래의 항목을 각각 1점씩 하여 합계로 0~1이 경증, 2가 중등증, 3 이상이 중증이다.

□ **C**: 혼미
□ **U**: 요소질소 21mg/dL 이상
□ **R**: 호흡수≧30회/분, 또는 SpO_2≦90%

□ **B**: 수축기혈압<90mmHg, 또는 확장기혈압≦60mmHg
□ **65세 이상**

- Score는 기준이며 상황에 따라 유연하게 대응하면 좋다.

◆ 초기 치료

A. 그람염색을 할 수 없으며 원인균 불명인 경우

아래의 치료를 시작한다.

◇ Score 0~1점: 경증

- 외래 치료 가능.
- 국내의 폐렴알균에서 마크롤라이드(macrolide)계 내성은 심각한 수준이므로 비정형 폐렴이 강하게 의심되는 경우 이외에는 마크롤라이드계 단독 치료는 피한다.
- 비정형 폐렴은 일본 호흡기학과 발표의 『성인 지역사회 폐렴 진료 가이드라인』에 따르면 아래와 같이 감별할 수 있다.

□ ① **연령 60세 미만**
□ ② **기초 질환이 없거나 경미**
□ ③ **기침이 오래간다**
□ ④ **흉부 청진에서 소견이 부족하다**
□ ⑤ **가래가 없거나 신속진단법으로 원인균이 증명되지 않는다**
□ ⑥ **말초 백혈구가 10,000/μL 미만**

①~⑥ 중:
☆**4개 이상이 일치**: 비정형 폐렴을 의심
☆**3개 이하가 일치**: 세균성 폐렴을 의심

①~⑤ 중:
☆**3개 이상이 일치**: 비정형 폐렴을 의심
☆**2개 이하가 일치**: 세균성 폐렴을 의심

27

경증 치료:

청년이며 비정형 폐렴이 강하게 의심되는 경우:
□ 독시사이클린(doxycycline, DOXY) 100mg을 1일 2회
또는
□ 아지트로마이신(azithromycin, AZM) 처음 500mg, 이후 250mg/day을 4일간

세균성 폐렴이 의심되는 경우:
□ 아목시실린(amoxicillin, AMPC) 500mg을 1일 4회(2g/day)으로 단독 투여 또는 AZM에 병용

고령, 초기 질환 있음:
□ 레보플록사신(levofloxacin, LVFX) 750mg을 1일 1회
• 단, 뉴퀴놀론계를 처방하기 전에 결핵인지 아닌지를 잘 검토한다.

◇ Score 2점: 중등증

▪ 보통은 입원하여 치료.

중등증 치료:

일반 투여량:
□ 세프트리악손(ceftriaxone, CTRX) 2g을 24시간마다+AZM 경구제를 500mg/day(3일간)

녹농균 관여가 의심되는 경우:
만성기도감염, 3개월 이내의 입원력, 항균제 투여력 등이 있으며 녹농균 감염이 의심되는 경우는,
□ 세페핌(cefepime, CFPM) 2g을 12시간마다 또는 TAZ/PIPC 4.5g을 8시간 마다+AZM 경구제를 500mg/day(3일간)

경구 투여 불가능인 경우:
□ AZM 경구제 대용으로 아지트로마이신 정맥주사나 미노사이클린(minocycline, MINO) 정맥주사를 검토

흡인성 폐렴이 의심되는 경우:
□ CTRX 대용으로 암피실린 설박탐(ABPC/SBT) 1.5~3.0g을 6시간마다

◇ Score 3점 이상: 인공호흡 관리, 중환자실(intensive care unit, ICU) 관리를 필요로 하는 경우

- 감염내과 전문의와 상담하는 것이 바람직하다.

일반 투여량:
□ CTRX 2g을 24시간마다+AZM 500mg 점적

중등증과 같은 이유로 녹농균 관여가 의심되는 경우:
□ CFPM 2g을 12시간마다 또는 TAZ/PIPC 4.5g을 8시간마다
+ ①
□ 레보플록사신(levofloxacin, LVFX) 750mg을 24시간마다

- 의료기관 관련 감염이거나 인플루엔자 후의 폐렴 등에서는 상황에 따라서 MRSA(methicillin-resistant *Staphylococcus aureus*), DRSP(drug-resistant stereptococcus pneumoniae)(드룹)도 고려하여 반코마이신(vancomycin, VCM) 1g을 12시간마다 또는 리네졸리드(linezolid, LZD) 600mg을 12시간마다 ①에 추가하여 투여하는 것을 검토한다.

흡인성 폐렴도 의심되는 경우:
CTRX이나 CFPM에 대용하여 혐기균도 커버하기 위해서 암피실린 설박탐(ABPC/SBT), TAZ/PIPC, 카바페넴계

인플루엔자 합병:
• 페라미비어(peramivir) 병용 또는 오셀타미비르(oseltamivir)의 경비경관 투여도 검토하면 좋다.

B. 그람염색에서 추정 가능한 경우

◇ 그람양성쌍알균:

▪ 폐렴알균을 예상할 수 있다.

일반 투여량:
▫ Ampicillin/sulbactam 1.5g을 6시간마다

◇ 그람음성구간균

▪ Hib을 예상할 수 있다.

일반 투여량:
▫ 세프트리악손(ceftriaxone, CTRX) 2g을 24시간마다

◇ 그람음성쌍알균

▪ 모락셀라 카타랄리스(*Moraxella catarrhalis*)를 예상할 수 있다.

일반 투여량:
▫ 암피실린 설박탐(ABPC/SBT) 1.5g을 6시간마다

◇ 그람음성막대균:

▪ 클레브시엘라(*Klebsiella*)나 장내세균, 녹농균 등을 예상할 수 있다.

병력에서 녹농균일 가능성이 낮은 경우:
▫ CTRX 2g을 24시간마다

병력에서 녹농균일 가능성이 높은 경우:

□ 세페핌(cefepime, CFPM) 2g을 12시간마다 또는 TAZ/PIPC 4.5g을 8시간마다

◇ 우위인 균이 보이지 않을 때:

▪ 이전 항균제 사용, 폐렴 이외(심부전, 간질폐렴, 약제성 폐렴 등)의 진단, 결핵, 진균, 비정형 폐렴을 주로 고려한다.

C. 소변 항원양성인 경우

◇ 소변 폐렴알균 항원양성

▪ 최근의 폐렴 기왕이 없으며 그람염색으로 그람양성쌍알균을 확인할 수 있는 경우는 암피실린(ampicillin, ABPC) 1g을 6시간마다 치료한다.

◇ 소변 재향군인병(legionnaires disease) 항원양성

▪ 레보플록사신(levofloxacin, LVFX) 750mg을 24시간마다 또는 아지트로마이신(azithromycin, AZM) 500mg 점적. 가래의 Giménez 염색도 확인한다.

◆ 특이적 치료

▪ 원인균이 판명된 경우는 적절한 항균제로 변경한다(de-escalation).

de-escalation의 예:

폐렴사슬알균(PSSP):

□ 벤질페니실린(benzylpenicillin, PCG) 또는 ABPC

폐렴사슬알균(PISP, PRSP):

□ 고용량 PCG이나 ABPC, 세프트리악손(ceftriax one, CTRX)

Hib: ABPC 감수성+
□ ABPC

Hib: ABPC 감수성-, β-lactamase 생산+
□ 암피실린/설박탐(ABPC/SBT)

Hib: ABPC 감수성-, β-lactamase 생산-
□ CTRX

모락셀라 카타랄리스(*moraxella catarrhalis*):
□ ABPC/SBT 또는 아지트로마이신(azithromycin, AZM) 경구제

클레브시엘라(*Klebsiella*)
□ Ciprofloxacin, cefotaxime or ceftriaxone

가래배양음성으로 비정형 폐렴이 강하게 의심되는 경우:
□ Azithromycin, clarithromycin

- 상태가 안정되면 경구제로 변경(switch)하는 것은 가능하지만 혈액배양 양성인 경우는 점적 치료를 지속한다.
- 투여 기간은 7~10일 또는 해열 후 3일 정도이고 혈액배양 양성이라면 14일을 기준으로 한다. 흉부 X선 소견이나 C 반응성 단백 시험(C-reactive protein, CRP)이 음성화될 때까지 사용할 필요는 없다.
- 올바른 경험적 치료에 반응하지 않는 경우에는 항균제를 가볍게 변경 추가해서는 안 되며 폐렴 진단을 재검토한다. 농흉이나 폐농양(lung abscess), 결핵, 악성종양, 폐색전, 특발성 기질화 폐렴(cryptogenic organizing pneumonia, COP), 약제성 폐렴이나 약물성 발열, 심부전 등을 고려할 수 있다.

◎ 만성폐쇄성 폐질환(chronic obstrucive pulmonary disease , COPD) 악화, 만성 기도감염 악화

◆ 포인트

- 목표가 되는 원인균은 폐렴알균, Hib, 모락셀라 카타랄리스(*Moraxella catarrhalis*)이다. 중증인 경우는 녹농균도 커버한다.
- 스테로이드 전신 투여, 기관지 확장제 흡입을 병용한다.
- 필요하면 NPPV(non-invasive positive pressure ventilation)로 호흡관리를 실시한다.

◆ 경증(외래 치료)

27

- □ Amoxicillin/clavulanic acid 6cap을 3회 나눠서, doxycycline(-DOXY) 2정을 2회 나눠서 등

최근 입원력, 항균제 투여가 있는 경우:
- □ 레보플록사신(levofloxacin, LVFX) 750mg을 1회

◆ 중등증 이상(입원 치료)

- □ 세프트리악손(ceftriaxone, CTRX) 2g을 24시간마다 또는 암피실린 설박탐(ABPC/SBT) 1.5~3.0g을 6시간마다

녹농균 커버도 필요할 때:
- □ 세페핌(cefepime, CFPM) 2g을 12시간마다 또는 TAZ/PIPC 4.5g을 8시간마다
- 살부타몰(salbutamol) 등의 단시간 작용형인 β_2 자극 흡입제와 스테로이드(프레드니솔론, prednisolone) 30~40mg/day을 10~14일간 병용한다.

◎ 병원성 폐렴(hospital-acquired pneumonia, HAP), 의료기관 관련 폐렴(healthcare-associated pneumonia, HCAP), 기계환기 관련 폐렴(ventilator-assoiated pneumonia, VAP)

- HAP은 입원 후, 48시간 이상 경과하여 나타나는 폐렴이다. HCAP은 간호시설 등 의료관련 시설에 있는 환자의 폐렴으로 지역사회 폐렴과 HAP 양쪽의 특징을 갖는 개념이다.
- 인공호흡 시작 후 48시간 이후에 발생한 폐렴이 VAP이다.

◆ HAP, HCAP의 진단

- 폐에 음영이 있는 것이 폐렴이라고 단정지을 수 없다. 심부전, 폐색전, 간질폐렴, 무기폐, 악성종양 등을 감별해야 한다.
- 새로운 흉부 음영과 함께 아래 중 2개 이상이 나타날 때 폐렴일 가능성이 높다.

- □ **발열**
- □ **가래 증가**
- □ **백혈구 증가, 감소**

- 2세트 혈액배양과 가래배양을 시행한다.
- 보통 흡인가래배양과 비교해 기관지폐포세척(bronchoalveolar lavage fluid)의 정량배양을 권장하는 의견도 있지만 논쟁은 있을 뿐 현실적으로는 그다지 실행되지 못하고 있다.
- 항균제 시작 전에 채취된 세척액의 정량배양이 음성이라면 음성 적중률이 높으므로 폐렴일 가능성이 낮아진다.
- 소변 폐렴알균 항원검사는 HAP에서는 불필요, 소변 재향군인병(legionnaires disease) 항원검사는 고려해도 좋다.

◆ HAP, HCAP의 원인 미생물

- 장내세균, 녹농균, 아시네토박터(*Acinetobacter*) 등의 그람음성균이 가장 일반적이고 다음이 황색포도알균이다.

- **가래에서 검출된 CNS(coagulase-negative *Staphylococcus*), 장알균, 칸디다는 웬만하면 무시해도 괜찮다.**

◆ HAP(hospital-acquired pneumonia), HCAP(healthcare-associated pneumonia)의 치료

- 경험적 치료는 앞서 서술한 원인 미생물을 커버하듯이 시작한다.
- **근거없이 제1~2cephem계 등으로 시작하지 않는다.**
- 항균제 선택은 시설마다 상재균의 약제감수성(지역 인자)가 중요하다('약제 감수성 표' 108페이지 참조).
- 세포면역부전자[HIV(human immunodeficiency virus), 스테로이드나 면역억제제 사용 중]인 경우 폐포자충증(pneumocystis), 거대세포바이러스(cytomegalovirus, CMV), 노카르디아(*Nocardia*), 아스페르길루스(*Aspergillus*), 항산균 등 다양한 원인 미생물이 생각되므로 가능한 한 조기에 기관지경검사를 검토한다.

27

경험적 치료:

□ TAZ/PIPC 4.5g을 8시간마다 또는 세페핌(cefepime, CFPM) 2g을 12시간마다 ①

- 중증이 아닌 HCAP이나 입원 4일 이내에서 기저질환이 없으며 경증 폐렴이라면 암피실린/설박탐(ABPC/SBT)이나 세프트리악손(ceftriaxone, CTRX) 단일요법 또는 respiratory quinolone 경구복용도 생각할 수 있다.

중증의 경우:

□ ①+겐타마이신(gentamicin, GM) 5mg/kg을 24시간마다 ②

또는

□ ①+레보플록사신(levofloxacin, LVFX) 750mg을 24시간마다 ②

- 이러한 병용 치료가 뛰어난 근거는 없지만, 내성균 위험이 높을 때는 감수성 결과가 보고될 때까지 병용해도 좋다.

중증도가 높은 경우. 그람염색으로 그람양성알균이 대량으로 관찰되는 경우:
아래에서 선택
- □ **①+반코마이신(vancomycin, VCM) 1g을 12시간마다**
- □ **①+리네졸리드(linezolid, LZD) 600mg을 12시간마다**
- □ **②+VCM 1g을 12시간마다**
- □ **②+LZD 600mg을 12시간마다**

특이적 치료:
- 원인 미생물이 판명된 경우는 적극적으로 de-escalation을 실시한다.
- 흡인 가래배양이 음성이라면 항균제 중지를 검토한다. 특히 개선되지 않을 경우에는 폐렴 이외의 진단을 고려한다.
- 효과 판정은 발열, C 반응성 단백 시험(C-reactive protein, CRP)에만 의지하지 말고 호흡상태 등 특이적 지표(parameter)를 관찰하여 종합적으로 판단한다.
- 치료 기간은 7일간을 기준으로 임상상황, 원인 미생물 등으로 판단한다. 녹농균 등의 포도당 비발효균(glucose non fermentative bacteria)은 14일간 투여하는 편이 좋은 경우도 있다. 황색포도알균(*Staphylococcus aureus*)으로 혈류감염이 나타난다면 2주 이상의 투여가 바람직하다.
- 흉부 X선 소견이나 CRP 수치를 정상화시킬 필요는 없다.
- 그람염색에서 그람음성균이 보이는 경우의 항균제 선택은 지역사회 폐렴 항목(135페이지)를 참고한다.

27

◆ VAP(ventilator-assoiated pneumonia) 진단

- 흡인 가래를 채취하여 그람염색을 하는 것을 권장한다.
- 흡인 가래의 그람염색은 비교적 민감도가 높으므로 균이 보이지 않으면 폐렴일 가능성은 낮아지며 배양이 음성일 때에도 폐렴일 가능성이 낮아진다.
- 흡인 가래배양의 특이도는 낮다. 상기도의 정착이나 오염(contamination)일 가능성도 있어 반드시 검출된 균이 원인균이라고 한정을

지을 수 없다. 원인균인지 어떤지는 종합 판단이 필요하다.

- 혈액배양도 반드시 실시한다.

◆ VAP의 원인 미생물

- 장내세균, 녹농균, 아시네토박터(*Acinetobacter*) 등의 그람음성균이나 혐기성균, 황색포도알균이 고려된다.

◆ VAP의 치료

경험적 치료:

입원 5일 이내로 최근 항균제 치료력이 없는 경우:

- 지역사회 폐렴과 같은 원인균을 고려한다.

□ 세프트리악손(ceftriaxone, CTRX) 2g을 24시간마다
또는
□ 암피실린/설박탐(ABPC/SBT) 1.5g을 6시간마다

그 이외의 경우: 아래에서 선택

□ TAZ/PIPC 4.5g을 8시간마다
또는
□ 세페핌(cefepime, CFPM) 2g을 12시간마다] ①

- 중증도가 높은 경우 또는 메티실린내성 MRSA[(methicillin-resistant *Staphylococcus aureus*), ②]이나 약제내성 그람음성막대균[(gram-negative bacillus), ③]이 의심되는 경우는 이들을 커버하기 위해 아래에서 선택한다.

□ ①±반코마이신(vancomycin, VCM) 1g/ 12시간마다
□ ①±리네졸리드(linezolid, LZD) 600mg을 12시간마다] ②

□ ①±겐타마이신(gentamicin, GM) 5mg/kg을 24시간마다
□ ①±레보플록사신(levofloxacin, LVFX) 750mg을 24시간마다] ③

- **항균제 시작 전에 채취된 흡인 가래배양이 음성이라면 폐렴 이외의 진단을 고려하여 항균제 중지를 검토한다.**
- 항균제는 7일간 유지한다. 녹농균 등의 포도당 비발효균(glucose non fermentative bacteria)인 경우에는 14일간을 기준으로 지속한다.

- 투여량은 아래와 같이 시작하여 배양 결과로 적절한 약제 단일요법으로 de-escalation한다.

그람염색 결과가 얻어진 경우:

그람양성알균이 우위:

□ TAZ/PIPC 4.5g을 8시간마다 또는 세페핌(cefepime, CFPM) 2g을 12시간마다

+

□ 반코마이신(VCM) 1g을 12시간마다 또는 리네졸리드(LZD) 600mg을 12시간마다

그람음성막대균이 우위:

□ TAZ/PIPC 4.5g을 8시간마다 또는 CFPM 2g을 12시간마다

+

□ LVFX 750mg을 24시간마다 또는 GM 5mg/kg을 24시간마다

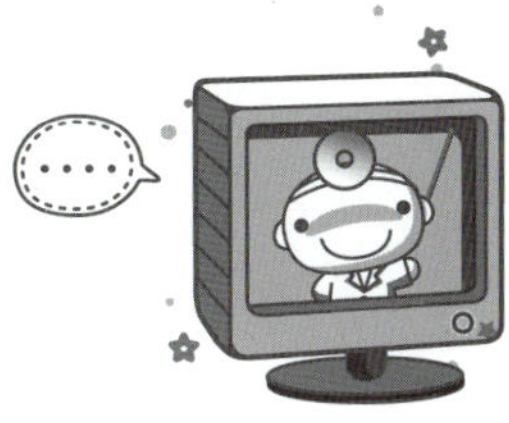

그림 3-1 HAP(hospital-acquired pneumonia), HCAP(healthcare-associated pneumonia), VAP(ventilator-assoiated pneumonia)의 진단 치료 흐름표(flowchart)

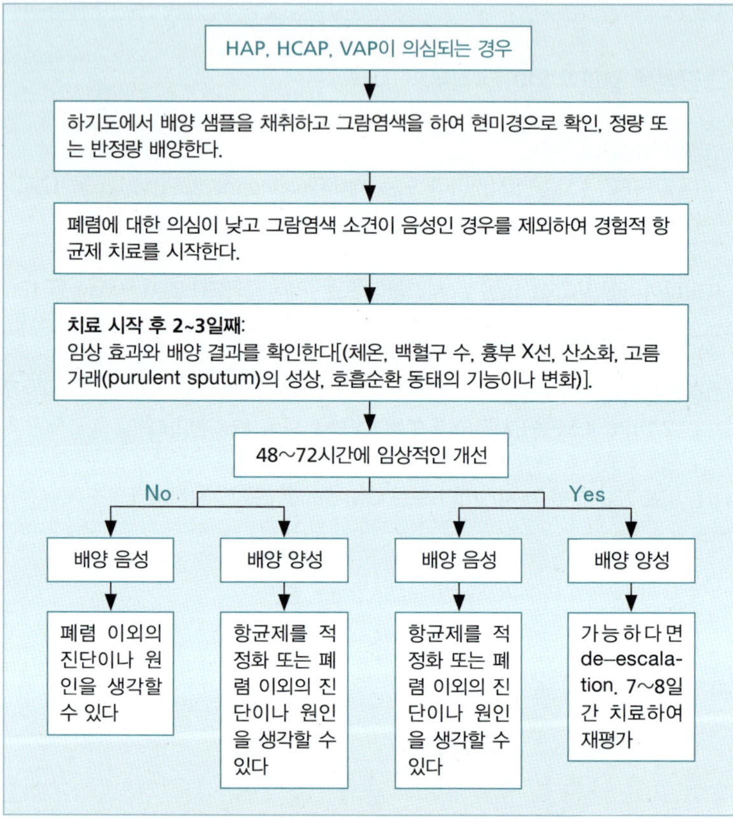

◆ VAP(ventilator−assoiated pneumonia) 예방

- 머리를 30도 이상 올린다(가장 중요).
- 성문하 분비물 제거(subglottic secretion drainage), 구강 내 케어, 기관 튜브나 경비위관(nasogastric tube)을 조기에 제거한다.
- 스트레스 궤양의 예방을 위해서 양성자펌프(proton pump) 억제제 등의 제산제 대신에 sucralfate를 사용한다(단, 궤양예후 효과는 제산제 쪽이 높다).

◎ 폐농양, 농흉

- 폐농양은 폐실질의 농양이며 농흉은 흉강의 농양이다.
- 폐농양은 자주 공동을 만들어 경기관지적으로 배농되어 항균제만으로 치료 가능한 것이 대부분인 것에 비해 농흉은 흉강 배액(drainage)이 필요하다.

◆ 폐농양 포인트

- 폐농양의 일반례는 연하장애가 있는 환자의 취침 시 식은땀 등과 만성 경과인 기침, 발열, 악취가 나는 가래와 체중 감소이다.
- 흉부 영상에서는 공동성 병변이 나타난다. 연하장애 환자의 혐기성균에 따라 폐농양은 S^2, S^6, S^{10} 등 배측에서 나타난다.
- 감별진단은 결핵, 비결핵항산균, 농흉, 폐암, 진균증, 노카르디아(*Nocardia*), 항중성구세포질항체(anti-neutrophil cytoplasmic antibody, ANCA) 관련 혈관염 등 공동을 나타내는 질환이다.
- 전형적인 폐농양에서 기관지경검사는 필요하지 않지만 경험적 치료가 효과가 없는 경우, 스테로이드 면역억제제를 사용중인 환자, 앞부분 폐구역에 농양, 폐암이 의심되거나 연하장애가 없는 환자에게서는 기관지경검사를 하여 원인을 검색한다.
- 원인균은 구강 내 혐기균이 일반적이지만 인플루엔자 후의 중증인 경과를 따르는 경우에는 황색포도알균[특히 지역사회 감염형 MRSA(methicillin-resistant staphylococcus aureus)도 고려한다. 병원성 증상발생에서는 클레브시엘라(*Klebsiella*) 등의 장내세균도 관련

되어 있다. 특히 황색포도알균과 클레브시엘라는 극렬한 경과가 되기 쉽다.

- HIV(human immunodeficiency virus) 환자나 스테로이드, 면역억제제를 사용 중인 환자에게서는 항균제, 아스페르길루스(*Aspergillus*), 크립토코쿠스(*Cryptococcus*) 등의 진균, 노카르디아(*Nocardia*), 로도코커스(*Rhodococcus*) 등이 원인이라고 생각되므로, 조기에 기관지경 검사를 해야 한다.
- 항균제만으로 효력이 나타나는 경우가 많으며 외과 적응은 적지 않다. 항균제 치료 효과가 나타나지 않는 경우나 악성종양이 의심되는 경우 6cm 이상의 크기일 때가 외과적 제거의 기준이 된다.

◆ 폐농양 치료

□ 암피실린/설박탐(ABPC/SBT) 1.5g을 6시간마다
□ β-lactam계 알레르기 환자에게서는 클린다마이신(clindamycin, CLDM) 600mg을 8시간마다

- 경과가 급격하거나 그람염색 등에서 MRSA(methicillin-resistant *Staphylococcus aureus*)이 의심되는 경우에는 반코마이신(vancomycin, VCM) 1g을 12시간마다 또는 리네졸리드(linezolid, LZD) 600mg을 12시간마다 병용한다.
- 급격한 경과에 따라 의료관련 감염의 장내세균이 의심되는 경우에는 TAZ/PIPC, 메로페넴(meropenem, MEPM) 등으로 시작해도 좋지만 전형적인 아급성 경과의 폐농양이라면 치료가 장기화되므로 필자는 의료관련 감염에서도 우선 암피실린 설박탐(ABPC/SBT)으로 시작하고 있다.
- 치료 기간은 흉부영상에서 공동성 병변이 없어질 때까지로, 종종 2~3개월을 필요로 하지만 안정되었다면 경구제로 바꾸는 것도 가능하다[→AMPC/CVA이나 클린다마이신(clindamycin, CLDM)].

◆ 농흉 포인트

- 폐렴으로 인한 열이 좀처럼 내지리 않을 때 흉부 영상으로 흉수의 여부를 확인한다. 초음파를 사용하여 천자할 수 있는 공간(1cm 이상)이 있다면 흉강 천자를 실시한다.
- 채취한 흉수는 그람염색배양, 항산균 도말·배양, 중합효소연쇄반응(polymerase chain reaction, PCR), 젖산탈수소효소(lactate dehydrogenase, LDH), 총단백량(total protein, TP), 세포분획, 세포진단(cytodiagnosis), 아데노신탈아미노효소(adenosine deaminase, ADA)를 각각 검사한다.
- 흉수가 농성이거나 그람염색으로 균이 관찰되거나 pH가 7미만이라면 농흉이라고 생각되며 배액(drainage)이 필수이다.
- 원인균은 폐렴알균, 구강 내 혐기균, *Streptococcus anginosus*, 황색포도알균(수술 후나 인플루엔자 후), 결핵균이다.

◆ 농흉의 치료

- 치료는 항균제와 배액(drainage)이며 항균제 선택은 혐기균의 농흉이라면 폐농양과 같다. 흉강 내로의 항균제 투여는 필요하지 않다.
- 배액(drainage) 불량이라면 호흡기내과 전문의와 상담하여 흉강경하의 소파술(curettement)을 상담한다. 흉강 내로 유로키나아제(urokinase) 투여에 따른 선용요법은 논쟁이 있다. 보존적으로 치료할 수 있을지도 모르지만, 출혈과 함께 외과적 대응의 타이밍이 늦을 위험도 있다.

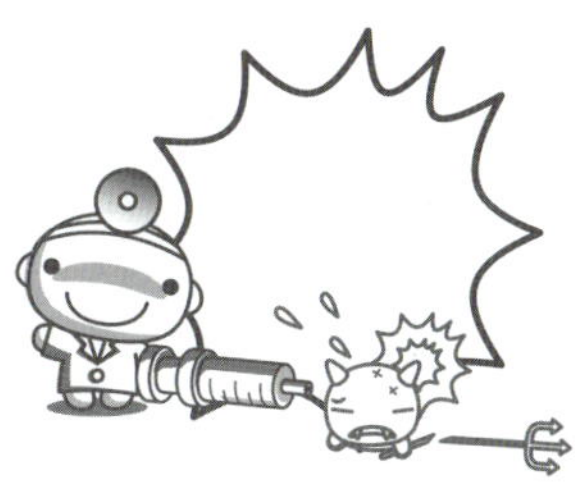

▣ 요로감염

◎ 단순성 요로감염

◆ 포인트

28

- 단순성 요로감염은 기왕력이 없고 임신하지 않은 폐경전 성인여성의 요로감염이며 그 외에는 복잡성 요로감염이라고 생각할 수 있다.
- 젊은 남성의 요로감염은 포경 등이 없다면 드물며 남성의 요로감염은 단순성이 아닌 항상 복잡성이라고 예상할 수 있으며 요로기형, 전립선비대증, 요로결석, 종양의 합병을 생각할 수 있다.
- 상부(신장), 하부(요로, 전립선, 정소상체, 방광)로 구별한다.
- 단순성 하부는 방광염, 단순성 상부는 신우신염이나 신농양을 가리킨다.
- 단순성 요로감염의 진단은 비교적 쉽지만 복잡성은 어렵다.
- 단순성 요로감염은 기본적으로 대장균의 감염증이다.
- 농뇨나 소변 백혈구의 존재가 곧 요로감염이라고는 할 수 없다. 한편, 소변 백혈구 음성이라면 요로감염을 대부분 제외할 수 있다.
- 증상이 없는 세균뇨(무증상 세균뇨)는 치료하지 않는 것이 원칙이다(예외: 임신, 호중구감소 시, 비뇨기 처치 전).
- 무증상 세균뇨는 젊은 여성에게서는 5% 정도로 가까운 보유율이지만, 연령과 함께 증가한다.
- 소변배양 음성화 확인은 ○임신, ○비뇨기 처치를 할 때, ○재발성으로 억제 치료를 검토할 때만 실시한다.

◆ 단순성 방광염

진단:

- 빈뇨, 배뇨통, 잔뇨감 등으로 진단은 쉽지만 감별진단으로 요도염, 질염 등이 있다. 성관계 경험이나 냉대하 등에 대해 문진 한다.
- 감별을 위해 요검사는 실시하며 농뇨가 없는 경우에는 질염을 의심한다.
- 발열이 있다면 상부라고 생각하고 대응한다.

- 전형적인 지역사회 증상발생례인 경우 소변배양은 필수는 아니지만 필자는 효과가 없는 경우, 재발례나 최근의 전치료력이 있는 경우에서는 꼭 시행하고 있다.
- 원인 미생물로서 대장균, *Staphylococcus saprophyticus*가 일반적이다.
- 뉴퀴놀론계는 유효하지만 내성이 있는 대장균이 늘었고 또한 녹농균 감염 등에서의 귀중한 치료제이므로 방광염에는 가능한 한 사용하지 않는다.
- 치료 효과가 적으며 ESBL(extended spectrum β-lactamases) 생성균이 검출된 경우에는 뉴퀴놀론계, ST 복합제, AMPC/CVA, 포스포마이신(fosfomycin, FOM) 등을 감수성에 따라 선택한다.

치료:

- 제3세대 cephalosporin계 경구제를 7일간 또는 ST 복합제를 3일간 처방한다.
- 복잡성 방광염(남성, 임산부)에 대해서는 3일간의 단기 치료는 확립되지 않았으므로 가장 짧더라도 7일간 치료한다.
- 임산부나 임신의 가능성이 있는 경우는 ST 복합제를 피하면서 cephalosporin계를 선택한다. 또한 ST 복합제 복용 중에는 수유를 피하도록 지도한다.

28

□ 세팔렉신(cephalexin, CEX) 250mg을 6cap을 3회 나눠 총 7일간
또는
□ ST 복합제정 4정을 2회 나눠 총 3일간

◆ 급성 신우신염

진단:

- 발열, 오한, 측복부통±하부 요로증상이 일반적이다. 메스꺼움·구토 등의 소화관 증상이 강하게 나타나는 경우가 있으며 가볍게 위장염이라고 진단하지 말고 요로감염도 감별로 고려한다.

- 세균혈증의 합병 빈도가 높다(대략 20%).
- 혈액배양 2세트, 소변배양을 실행한다.
- 원인 미생물은 대장균, 클레브시엘라(*Klebsiella*), 프로테우스(*Proteus*)가 일반적이다.
- 장알균은 단순성 요로감염에서 드물며 검출된 경우에는 요로의 구조 이상이나 기왕증(복합성)을 의심한다.
- 세균혈증의 합병도 많으며 초기에는 원칙적으로 입원 치료가 바람직하다.
- **남성, 고령자의 신우신염은 복잡성**이라고 생각되며 복잡성 요로감염을 참조.

경증, 외래 치료의 경우:

□ 세프트리악손(ceftriaxone, CTRX) 2g을 외래에서 1회 점적 후, 레보플록사신(levofloxacin, LVFX) 경구제 750mg을 1일 1회 총 7일간(임산부는 금기)

중등증 이상, 입원 치료의 경우:

□ 세프메타졸(cefmetazole, CMZ) 2g을 12시간마다

초기 치료:

- 쇼크 등 중증인 경우는 겐타마이신(gentamicin, GM) 5mg/kg을 24시간마다 병용해도 좋다.
- 경구약으로 외래 치료를 하는 경우에는 대장균의 뉴퀴놀론계에서의 내성균이 증가하고 있기 때문에 초기에는 CTRX(ceftriaxone) 점적을 실시하여 신중하게 경과를 관찰한다.
- β-lactam계 알레르기 환자에게는 GM이나 LVFX을 선택한다.
- ESBL(extended spectrum β-lactamases) 생성균이 많은 지역에서는 쇼크 등의 중증인 경우에 한정하여 메로페넴(meropenem, MEPM)으로 시작하는 경우도 있다.
- 바로 해열되지 않은 경우가 대부분으로, 발열 이외의 바이탈, 전신 상태가 유지되고 있다면 72시간까지 상태를 관찰하는 것도 좋다.

- 소변의 그람염색으로 균의 감소나 소실을 확인해두면 보다 안심할 수 있다.
- **72시간 후에 병세가 개선되지 않을 경우 내성균이 아닌 요로통과장애를 의심한다**. 즉, 항균제 변경이 아니라 신속하게 영상 진단을 실시하여 소견이 있다면 비뇨기과와 상담한다.

특이적 치료:

- 감수성이 판명되면 de-escalation을 실시하여 **총 14일 동안 투여한다**.
- 뉴퀴놀론계라면 7일간이라도 좋지만, 다른 약제의 감수성이 양호한 대장균이라면 뉴퀴놀론계는 보존하고 필자는 ST 복합제, 아목시실린(amoxicillin, AMPC), 세팔렉신(cephalexin, CEX) 등으로 전환하여 14일간 치료하고 있다.
- 열이 떨어지고 혈액배양이 음성이라면 경구제에서의 전환은 가능하다.
- 혈액배양이 양성인 경우는 점적 치료는 10~14일간 지속한다.

◎ 복잡성 요로감염

◆ 복잡성 신우신염, 카테터 요로감염

포인트:

- 단순성 이외의 요로감염이라면 단순성과 비교하여 진단이 어렵다. 제외 진단하는 것이 중요하다.
- 그 이유는 고령자나 당뇨병, 카테터 유지 등 합병증이 있는 환자에게서는 무증상성 세균뇨의 빈도가 늘어나기 때문에 농뇨의 존재만으로 요로감염이라고 진단할 수 없으며 빈뇨감, 배부통 등의 증상을 나타내기 어렵다. 고령자는 의식장애만으로 증상발생하는 경우도 많다.
- 농뇨의 존재로 요로감염이 의심되지만 그것만으로 요로감염이라고 단정짓지 말고 전신을 빠짐없이 진찰하고 다른 감염원을 제외할 필요가 있다.
- 당뇨병 등의 기초 질환이 있는 전립선비대나 요로결석 등 요로에 통

과장애가 나타나면 요도 카테터가 삽입되어 있고 병원 증상발생, 빈번한 항균제가 사용되는 등의 인자가 있는 경우에는 대장균 빈도가 줄어들며 녹농균, 세라티아(*Serratia*), 엔테로박터(*Enterobacter*), 시트로박터(*Citrobacter*), 장알균 등 약제 내성균의 빈도가 늘어난다.

- 남성의 요로감염은 반드시 직장 진찰을 하여 부드럽게 전립선의 압통(마사지는 세균혈증을 촉진하므로 금기!)이나 열감의 유무를 확인한다. 또한 통과장애(결석, 전립선비대 등)를 확인한다.
- 무증상인 세균뇨는 치료하지 않는다. 환자의 발열이 요로 이외의 부분이 원인이라면 무증상으로 판단한다.
- 유증상인 경우는(카테터가 있는 경우는) **카테터를 제거 내지는 교체 후 혈액배양을 2세트, 소변배양의 정밀검사(workup)**를 해 경험적 치료를 시작한다.
- 소변 그람염색으로 그람양성균이 관찰되면 장알균을 생각하여 페니실린(penicillin)을 선택한다.

28

- 소변배양은 중간뇨로 하고, 카테터 유치가 있는 경우는 카테터를 바꿔 넣은 후에 실시한다.

초기 치료:

중등도 이상: 입원한 뒤에

□ **TAZ/PIPC 4.5g을 8시간마다**

또는

□ **세페핌(cefepime, CFPM) 2g을 12시간마다**[단, 그람염색으로 장알균(장알균 의심)이 인정되지 않는 경우]

(위 두 항목: ①)

혈압 저하 등 중증감이 있는 경우:

□ ①±겐타마이신(gentamicin, GM) 5mg/kg을 24시간마다

또는

□ ①±레보플록사신(levofloxacin, LVFX) 750mg/kg을 24시간마다

- 장알균이 의심되는 그람양성알균이 그람염색에서 확인되는 경우에 중증도가 높을 때나 최근 항균제 투여력이 있는 때는 페니실린 내성인 장알균(엔테로코쿠스 패시움, *Enterococcus faecium*)을 고려하여 12시간마다 반코마이신(vancomycin, VCM) 1g을 추가한다.

- 방광염이나 경증인 경우에 경구제로 치료를 한다면 뉴퀴놀론계나 ST(sulfamethoxazole trimethoprim) 복합제를 사용한다.
- 경증으로 항균제 투여력이 없으며 지역사회 감염증이고 내성균 위험이 낮다면 세프메타졸(CMZ)이나 세프트리악손(ceftriaxone, CTRX), 장알균이 의심된다면 암피실린(ampicillin, ABPC)으로의 시작도 가능하다.
- 신장 낭종 감염(renal cyst infection)이나 전립선염이 합병된 경우에서 증상 개선이 되지 않는 경우는 낭종 내로 투행성이 좋은 뉴퀴놀론이나 ST 복합제의 사용을 고려한다.

특이적 치료:

- 원인 미생물, 감수성이 판명된 경우는 빠르게 de-escalation을 실시한다.
- 이물질이나 통과 장애가 개선되어 있다면 총 7~14일간의 항균제 치료를 실시한다.
- 재발 난치성으로 통과 장애나 잠재적인 비뇨기과적 이상이 나타나지 않는 경우에는 6주간 투여하면 효과가 있다.
- **남성의 재발성 요로감염에서는 만성 전립선염의 합병을 의심한다.**
- **황색포도알균이나 칸디다는 원인균이 되기 어려우므로 검출된 경우는 신중하게 판단한다.**
- 카테터 관련 칸디다 소변은 카테터 제거로 30%는 소실한다.
- 황색포도알균이 소변에서 검출된 경우에는 역행성 요로감염보다도 오염(contamination)이나 감염성 심내막염 등의 혈류감염, 신장종양이나 전립선종양을 의심한다.
- 한달 동안 요로 카테터 유치를 지속하면 대부분 100% 세균뇨가 되며 일부는 요로감염이 되므로 불필요한 카테터는 조기에 제거한다.
- 적절한 치료를 시행하는데도 3일 지나도 해열되지 않는 경우 수신증(hydronephrosis), 신장주위농양(perinephric abscess), 신장농양(renal abscess) 합병을 생각할 수 있다.
- 신장농양은 항균제만으로 개선되는 경우가 많지만 신장주위농양은 배액(drainage)이 필요하고, 어느 것이나 6주 이상 장기 항균제를 투

여해야 한다.

◆ 급성 전립선염

포인트:

- 급성 신우신염과의 감별로서 중요하다.
- 남성의 요로감염인 경우는 특히 요로감염이라는 진단명으로는 충분하지 않으며 신우신염인지 전립선염, 방광염, 부고환염인지 구별한다(물론 합병도 있다).
- 증상은 발열, 빈뇨, 회음부 통증으로, 음낭진찰과 **직장진찰로 압박통증을 동반**하는지를 확인한다(격한 마사지는 금기).
- 급성 신우신염의 원인균으로는 장내세균이 일반적이지만 젊은 사람이나 위험이 있는 경우에는 클라미디아(*Chlamydia*), 임균도 예상할 수 있다.
- 전립선은 β-lactam계의 투과성이 나쁘므로 전립선에서의 투과력이 좋은 **뉴퀴놀론계**나 **ST(sulfamethoxazole trimethoprim) 복합제**가 가장 좋지만 염증이 극히 적은 만성 전립선염과는 다르게 급성 전립선염인 경우에는 강한 염증이므로 β-lactam계(복잡성 신우신염과 같이 선택)라도 투과되어 치료 가능하다.
- 투여 기간은 명확하지 않지만 2주 이상이며 필자는 3주를 기준으로 투여하고 있다.

28

◆ 급성 부고환염

- **감별로서 고환염전(testicular torsion)이 중요**하며, 진단은 비뇨기과의와 상담하는 것이 바람직하다.
- 젊은 사람은 클라미디아(*Chlamydia*), 임균, 고령자는 그람음성균(장내세균)이 주이며 **결핵에도 주의한다**.
- 치료는 젊은 사람에게서는 요도염에 준하며 고령자는 전립선에 준한다.

◆ 급성 요도염

- **원칙적으로 임균과 클라미디아도 치료한다.**
- 임균은 뉴퀴놀론계에서 내성이 증가하고 있기 때문에 경험적 치료에서는 사용하지 않는다.
- **상대(partner)의 치료나 HIV(human immunodeficiency virus), 매독, B형 간염 바이러스의 동시검사**를 권장한다.
- 재발한 경우 약제부착성(medication adherence) 불량, 같은 상대에게서 또는 다른 상대에게서의 재감염, 트리코모나스(trichomonas)를 예상할 수 있다.

치료:

□ 세프트리악손(ceftriaxone, CTRX) 1g 점적+아지트로마이신(azithromycin, AZM) 1g 경구(단회)

28

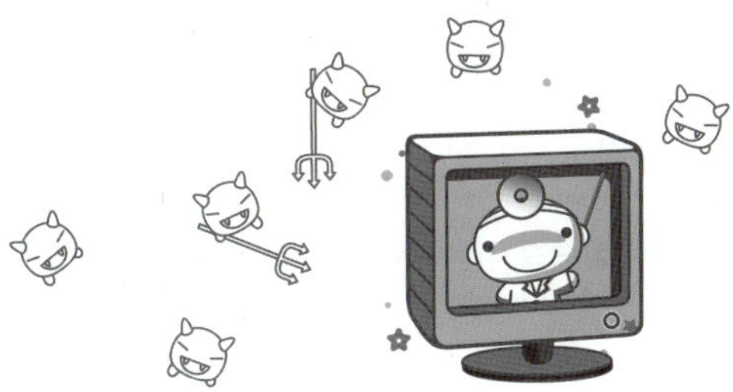

▣ 중추신경감염

◎ 성인 급성세균성 뇌수막염

◆ 포인트

- 급성세균성 뇌수막염은 내과적 응급 상황이다.
- 이 질환을 의심하는 경우 혈액배양 2세트를 시행하면 즉시 아래의 항균제를 시작한다. 요추천자 결과를 기다리면 안 된다.
- 경부경직은 민감도가 충분하지 않으므로 **경부경직이 없다는 것만으로 뇌수막염을 부정하면 안 된다**.
- ○발열, ○두통, ○경부경직, ○의식장애 중 4개에서 2개 미만이라면 세균성 뇌수막염이 아닐 가능성이 높다(95%).
- Jolt accentuation(머리를 흔들면 두통이 악화한다)은 민감도가 높으므로 음성이라면 뇌수막염일 가능성이 낮다.
- 뇌수막염이 의심될 때는 요추천자를 실시한다. 실행 시 반드시 혈당치를 측정한다.

- 편재 징후, 의식장애, 울혈유두(choked disc)가 있는 경우는 요추천자 전에 두부 CT를 실시한다. 하지만 CT, 요추천자 시행때문에 항균제 투여를 늦추면 안 된다.
- 뇌척수액을 채취할 수 없는 경우는 꼭 혈액배양을 채취해 둘 것!
- **뇌척수액(CSF) 세포 수가 증가하며 당이 혈당의 2/3 이하의 경우, 세균성 뇌수막염이라 여기고 치료한다**. 증상발생 조기에는 정상이거나 바이러스성 뇌수막염에서는 호중구가 늘어나거나 리스테리아성 뇌수막염에서 당이 저하하는 경우도 있으므로 종합적으로 평가해야 한다.
- 폐렴알균의 뇌수막염은 항균제 선행 투여가 없었다면 그람염색에서 균이 관찰되는 경우가 많다.

◆ 뇌척수액(CSF)의 이상 소견

□ **뇌척수액압≧20cmH_2O**
□ **세포 수>5/mm^3**

- □ **당(수액/혈청)<0.5**
- □ **단백>50mg/dL**(단, 단백 증가는 질환 특이도가 가장 낮다)
- □ **ADA≧10~15IU/L**(다른 세균성 뇌수막염의 가능성이 떨어진다면 결핵성 뇌수막염일 가능성이 높아진다)

◆ 실시해야 하는 뇌척수액(CSF) 검사 항목

- □ **일반**: 세포 수, 당, 단백질
- □ **세균 도말**: 그람염색, 항산균염색, 먹물염색(India ink Stain)
- □ **세균배양**: 일반, 항산균, 진균
- □ **그 외**: PCR(중합효소연쇄반응, polymerase chain reaction)법[HSV(단순 헤르페스바이러스, herpes simplex virus), TB(결핵, tuberculosis)], 크립토코쿠스(*Cryptococcus*) 항원

◆ 초기 치료

지역사회 발생인 경우:

- □ **반코마이신(vancomycin, VCM) 15-20mg/kg을 12시간마다+세프트리악손(ceftriaxone, CTRX) 2g을 12시간마다**
- 원인 미생물은 폐렴알균과 수막알균을 상정한다.
- 항균제는 혈액뇌장벽(blood brain barrier, BBB)의 영향을 받으므로 투과력이 좋은 것으로 사용한다. 폐렴알균에 대해서는 폐렴인 경우와는 달리 초기에는 PRSP(penicillin-resistant *Streptococcus pneumoniae*)을 충분히 의식할 필요가 있다.

병원 내 발생인 경우: 뇌외과 수술 후 등

- VCM 15~20mg/kg을 12시간마다+세페핌(cefepime, CFPM) 2g을 8시간마다
- 원인 미생물은 CNS(coagulase-negative *Staphylococcus*), 황색포도알균(*Staphylococcus aureus*), 장내세균, 녹농균 등을 생각할 수 있다.

50세 이상, 세포면역부전을 동반하는 경우:
- **리스테리아(*Listeria*)를 커버**하기 위해 위의 각 투여량에 더해
- □ **암피실린(ampicillin, ABPC) 2g을 4시간마다**
  를 병용한다.

인격 변화나 의식장애 등이 강하며 뇌염이 의심되는 경우:
- HSV도 생각되며

- □ **아사이클로비르(acyclovir) 10mg/kg을 8시간마다**
  를 병용한다.
- HSV-PCR 음성에 더해 MRI의 이상 소견이 없다면 가능성은 극히 낮으므로 치료 중지를 검토한다. 단, 증상발생 2일까지는 PCR이 음성일 수 있다.

스테로이드 사용에 대해서:
- 생명 예후, 기능 예후를 개선한다.
- 지역사회 증상발생인 면역부전자를 제외한 폐렴알균에 따른 뇌수막염이 가장 효과적인 적응증이다.
- 항균제 시작 전 사용이 원칙이며 시작 후의 투여는 항균제 투과성을 줄일 가능성이 있어 권장되지 않는다.
- 폐렴알균이 아니라고 판명되면 중지한다.
- □ 덱사메타손(dexamethasone) 10mg을 6시간마다, 4일간(항균제 투여 전부터 시작)

29

◆ 특이적 치료

- 뇌척수액 그람염색에서 원인균이 측정가능하며 배양 감수성이 판명되면 특이적 치료로 변경한다(표 3-2).

◆ 치료 기간(표 3-3)

- 뇌척수액의 단백질이나 세포가 지속적으로 증가되어 있는 경우가 있으므로 정상화는 필요하지 않다.
- 요추천자 재검사에 따른 경과 관찰은 적절한 항균제 사용을 시작한

지 48시간이 지나도 효과가 충분하지 않은 경우, 반코마이신(vancomycin, VCM)과 덱사메타손이 투여되고 있는 경우, PRSP(penicillin-resistant *Streptococcus pneumonia*)인 경우에 실시한다.

- 수막알균, Hib으로 인한 뇌수막염인 경우, 긴밀한 접촉자는 예방적 항생제 복용을 고려한다.
- **아급성인 경과로 진행하는 경우 뇌척수액의 혈당 저하가 있는 림프구 우세인 무균성 뇌수막염을 발견했을 때는 음성을 확인할 때까지 결핵으로 간주하고 치료한다[도말검사나 ADA(아데노신탈아미노효소, adenosine aminohydrolase)검사, PCR(중합효소연쇄반응, polymerase chain reaction)법 등으로 제외 불가능. 4제 병용인 항결핵요법 시작은 적절]**. 감염내과 전문의와 상담하는 것이 바람직하다.

표 3-2 세균성 뇌수막염인 원인균이 판명된 경우의 투여 항균제

원인균	항균제
PSSP(penicillin-susceptible *Streptococcus pneumoniae*)	PCG(benzylpenicillin)
PISP(penicillin-intermediate-resistant *Streptococcus pneumoriae*)	CTRX(ceftriaxone)
PRSP(penicillin-resistant *Streptococcus pneumoniae*)	초기 치료+RFP(rifampicin)
리스테리아(*Listeria*)	ABPC(ampicillin)+GM(gentamicin)
수막알균(*Neisseria meningitidis*)	PCG 또는 CTRX
Hib (*Haemophilus influenzae type b*)	감수성 양호라면 ABPC BLNAR(β-lactamase-negative ampicillin-resistant)에는 CTRX
장내세균(enteric bacteria)	CTRX, MEPM(meropenem), CFPM(cefepime)
녹농균(*Pseudomonas aeruginosa*)	CAZ(ceftazidime), CFPM, MEPM

표 3-3 원인균별 치료 기간

원인균	치료 기간
수막알균 Hib	7일간
폐렴알균(PSSP, PISP, PRSP)	7~10일간
용혈사슬알균(hemolytic *Streptococcus*)	14~21일간
호기성 그람음성균(장내세균이나 녹농균)	21~28일
황색포도상알균 리스테리아	21일간 이상
HSV(단순헤르페스바이러스, herpes simplex virus)	14일간
크립토코쿠스(*cryptococcus*)	총 3~6개월
결핵균	9~12개월

29

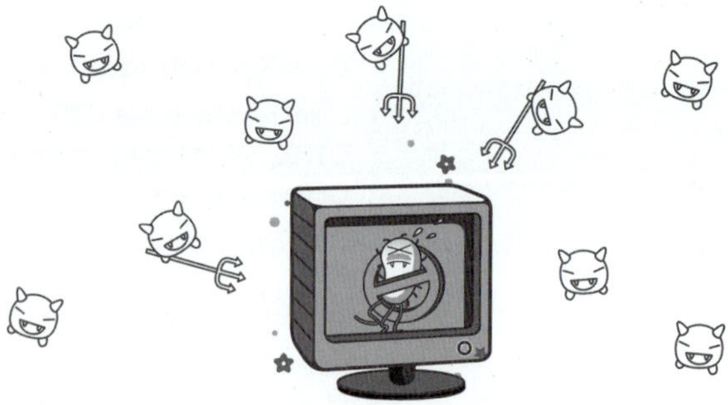

그림 3-2 세균성 뇌수막염의 진단 치료 흐름표(flowchart)

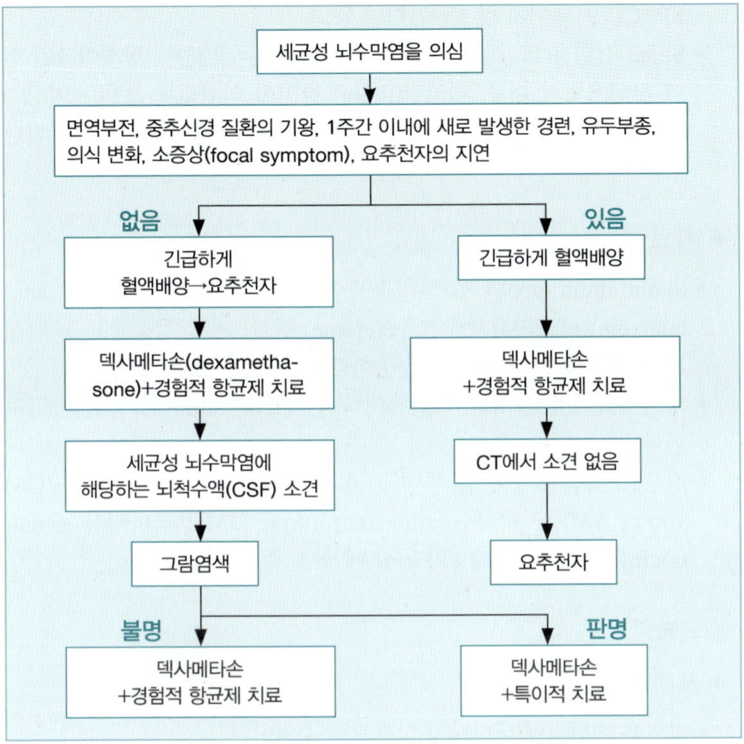

(Tunkel AR, et al. Clin Infect Dis, 2004, 39(9), 1267-84. by permission of Oxford University Press)

◎ 뇌실(shunt), 배액관(drain) 관련 뇌수막염

◆ 포인트

- 수술 후 침습으로 인한 오염, 뇌척수액(CSF) 이상, 순수한 shunt 기능 부전과 진짜 감염과의 감별이 어렵다.
- 염증이 뇌실에 국한되며 수막 자극 증상이 나타나기 어렵다.
- 요추천자액은 정상이거나 배양음성인 경우도 있으므로 shunt에서 뇌척수액(CSF)을 채취한다.

- 원인균은 CNS(coagulase-negative *Staphylococcus*), 황색포도알균, SPACE(91페이지 참조), 칸디다 등.
- Shunt 감염을 의심하는 경우, 복수의 뇌척수액배양이 양성이라면 진짜 감염으로서 대응. 배액관(drain) 감염이 의심되는 경우는 임상증상, 뇌척수액 혈당의 저하, 세포 수 등을 종합적으로 고려하여 판단한다.

◆ 치료

- Shunt, drain tube의 제거+항균제 정맥주사[VCM(반코마이신, vancomycin)±CFPM(세페핌, cefepime) 등]가 가장 성공률이 높다(제거하지 않으면 20~40%만 성공한다).
- 뇌척수액배양 음성을 확인하고나서 새로운 shunt의 삽입을 고려한다.
- 정주용 항균제의 전신 투여로 효과가 충분하지 않은 경우 VCM 10mg, AMK(아미카신, amikacin) 10mg, GM(겐타마이신, gentamicin) 5mg 등을 1일 1회 뇌실 내 국소 주입한다.

29

◎ 뇌농양

◆ 포인트

- 발열은 절반밖에 나타나지 않으므로 주의한다.
- 종양과 감별이 중요하며, 요추천자는 금기이다.
- 원인균은 사슬알균과 혐기균의 혼합감염이 많다.
- 면역부전자에게서는 진균, 항산균, 노카르디아(*Nocardia*), 톡소플라즈마(toxoplasma)도 감별에 들어간다.
- 혈행성 감염인 감별에서 **혈액배양은 필수이다.**
- **3cm 이상의 크기인 경우는 해부학적으로 접근(approach) 가능하다면 배액(drainage)을 실시한다.**
- 크기와 상관없이 치료가 장기간이 되기 때문에 가능한 한 천자에 따라 원인균을 식별하도록 노력한다.

◆ 원인

□ **중이염, 부비강염, 치과감염, 외상 등으로 직접 파급**
□ **폐감염증이나 감염성 심내막염에서의 혈행성 감염**

◆ 치료

중이염 등에서 직접 파급인 경우:
□ CTRX(세프트리악손, ceftriaxone) 2g을 12시간마다+메트로니다졸(metronidazole, MNZ) 점적 500mg을 8시간마다

치료 기간:
• 최소 6주간은 필요[충분한 배액(drainage)이 가능하다면 예외적으로 단기 종료 가능].

▣ 소화관감염

◎ 급성 장염(설사)

◆ 포인트

1. 정말로 소화관감염이 맞는가, 2. 탈수의 정도와 중증도의 평가, 3. 소장형인지 대장형인지의 순서로 평가를 진행하면 좋다.

1. 정말로 소화관감염이 맞는 걸까?

- **설사가 적은 메스꺼움·구토를 가볍게 위장염이라고 진단하지 않아야 한다.**
- 급성 심근경색, 뇌수막염, 두개 내 질환, 케톤산증(ketoacidosis), 패혈증, 재향군인병(legionnaires disease) 등으로 인한 비정형 폐렴, 자궁 외 임신 등 위장염 이외의 심각한 질환을 감별한다.
- 병력 청취는 중요하다(식사 유무, 애완동물의 유무, 출입국 이력, 같은 증상자에 대한 유무, 약물 복용 여부 등).

2. 탈수의 정도와 중증도의 평가

- 경구섭취 가능 여부, 바이탈사인, 액와의 건조(가장 좋은 지표), 피부긴장도(turgor) 저하, 구강점막의 건조, 기립성 저혈압 등 종합적으로 평가한다.

3. 소장형인가 대장형인가

- 뚜렷하게 구별할 수 없는 경우도 있지만, 대장형의 일부에서 항균제가 필요하며 소장형에서는 필요하지 않다.
- 소장형은 메스꺼움·구토가 강하며 발열은 적고 복통의 정도는 약하다. 혈변은 없으며 변속 백혈구는 음성. 노로바이러스 등의 바이러스성 장염, 황색포도알균 등의 독소로 인한 장통증, 콜레라나 장염비브리오균 등.
- 대장형은 메스꺼움·구토는 약하며 고열이 종종 나고 복통은 답답한 정도가 강하게 나타난다. 혈변, 변속 백혈구가 양성. 캄필로박터(*Campylobacter*), 이질, 살모넬라(*Salmonella*), 대장균, 아메바, CDI(클로스트리듐 디피실 감염, *Clostridium difficile* infection) 등.
- 소장형에서 원칙적으로 항균제는 처방하지 않는다. 설사에는 뉴퀴놀론계, 포스포마이신(fosfomycin, FOM)과 같은 관습적 항균제 처방은 하지 않는다.
- 대장형이라도 세균성 장염의 3대 원인균인 **캄필로박터(최다), 살모넬라, 장염비브리오균에 대한 항균제 치료는 꼭 필요하지 않으므로** 중증사례 등 증례를 선택 투여해야 한다.

30

◆ 치료

- 기본적으로 항균제는 필요하지 않다.
- 중도의 설사(하루 6번 이상) 및 고열, 혈변, 변 속 백혈구 양성, 배가 답답하게 아픈 경우가 있는 등의 상황일 때, 면역부전자, 고령자, 인공혈관, 인공벽/판막, 인공관절이 있는 경우 출입국 이력이 있는 경우 등으로 항균제 투여를 고려한다.
- 항균제를 투여하는 사례에서는 반드시 대변배양을 실시[3days rule(166페이지) 참조]한다. 중증사례에서는 혈액배양도 시행한다.

- 캄필로박터인 경우는 ciprofloxacin을 사용한다.
- 투여 기간은 3~5일 정도.
- **열이 없이 혈변을 동반하는 경우, 장관출혈성 대장균(0157 등)이 의심되어 HUS(용혈요독증후군, hemolytic uremic syndrome) 증상 발생 위험이 증가하므로 항균제는 특히 피하는 것이 좋다.**
- 소장형, 대장형 모두 경구 수액제로 인한 체액·전해질 보정이 가장 중요하다. 시판 경구 수액제와 같은 적절한 당분, 전해질을 포함하는 것이 바람직하다.
- 영양은 경구섭취가 바람직하지만 곤란하다면 점적투여 한다. 카페인이나 유제품, 향신료는 피한다. 지사제는 가능하다면 사용하지 않는다.

추천:

□ AZM(아지트로마이신, azithromycin) 경구제 500mg을 24시간마다 또는 LVFX(레보플록사신, levofloxacin) 경구제 750mg을 24시간마다

중증사례에서 경구섭취할 수 없는 경우:

□ CTRX(세프트리악손, ceftriaxone) 2g을 24시간마다 점적 투여

◆ 캄필로박터(*Campylobacter*) 장염과 변 그람염색

- 캄필로박터는 세균성으로 가장 빈도가 높으며 먼저 고열이 나타나 인플루엔자와 헷갈리기 쉬운 경우가 있다.
- 변 그람염색에서 캄필로박터를 진단할 수 있는 경우가 있다.
- 필자는 캄필로박터를 찾는 것과 함께 변 속의 백혈구도 그람염색으로 확인하고 있다.
- 변 속 백혈구 양성인 경우에는 대장형 장염이나 염증성 장질환을 의심한다.

◎ 클로스트리듐 디피실 감염(*Clostridium difficile* infection, CDI)

◆ 포인트

- 항균제 투여 중이나 투여 후에 설사가 나타나는 경우 CD(*Clostridium diffcile*)로 인한 장염(CDI)을 예상할 수 있다.
- 한편, 황색포도알균으로 인한 장염은 극히 드문 병태라고 인식되고 있다.
- CLDM(클린다마이신, clindamycin)만이 아니라 **모든 항균제** [Cephalosporium계, 뉴퀴놀론계도 높은 확률] 또는 일부 항종양제나 면역 억제제, 제산제가 원인이 될 수 있다.
- 병원 내 증상발생인 감염성 설사의 대부분은 CDI이다. 이외의 원인에서는 비감염성이 많으(약제, 경관영양 등)므로 확실히 감별한다.
- **변배양은 설사의 원인균을 검출하지만, 입원 후 4일 이후의 설사는 원칙적으로 적변이나 콜레라 등의 감염성 장염은 생각되지 않으므로 변배양을 실시하지 않는다**(3days rule). 예외로 입원 환자에게서 다발하는 경우나 호중구 감소증, 이식 환자.

30

◆ 진단

- **CD toxin검사를 위해 변을 채취한다**.
- CD toxin검사의 민감도가 충분하지 않으므로 CD toxin 음성이라도 CDI는 부정할 수 없다.
- 민감도가 높은 GDH(포도당탈수소효소, glucose dehydrogenase) 항원도 측정할 수 있는 도구로 GDH 항원 음성이라면 CDI은 제외된다고 생각할 수 있지만 CD toxin 음성에서 GDH 항원 음성인 경우는 임상 판단을 해야한다.
- GDH 항원과 CD toxin을 측정할 수 있는 도구에서 음성인 경우에 반복해서 측정하는 경우 의의는 적다.
- CD toxin 음성이라도 의심되는 경우나 중증인 경우, outbreak인 경우에는 상황에 따라 경험적 치료를 생각해도 좋다.

◆ 치료

- 기본은 항균제의 중지이다.
- 그리고 아래의 치료를 시작한다. 증상이 개선되는 사례에서는 투여 종료 후 CD toxin 재검사나 음성화의 확인은 필요하지 않다.

경중사례:

□ MNZ(메트로니다졸, metronidazole) 경구 500mg을 1일 3회, 10~14일간 (임산부는 금기)

중증사례*:

□ VCM(반코마이신, vancomycin) 경구제 125mg을 1일 4회, 10~14일간

경구섭취가 불가능한 경우:

□ MNZ 정주와 함께 VCM 관장(enema) 500mg을 1일 4회 또는 경관 투여를 고려

* 중증: 백혈구 수>15,000~20,000/μL
Cr(크레아티닌, creatinine)>1.5mg/dL

- VCM은 매우 중증인 경우나 MNZ로 치료 후 재발하는 경우, 이미 VCM의 점적이 사용되고 있는 경우 등에서만 고려.
- 이유는, MNZ만으로도 유효한 것과 VRE(반코마이신 내성 장알균, vancomycin-resistant *Enterococcus*)의 출현 위험, 비용을 줄이기 위해서이다.
- 사용한다면 VCM 125mg을 하루 4회(500mg을 4회와 125mg을 4회인 것과 효과는 다르지 않다!!).
- 재발률은 20% 정도로 MNZ 내성균인 경우는 드물며 1회째의 재발 시에는 MNZ로 다시 치료한다. 2회째 이후의 재발은 VCM을 고려한다.
- 유산균 제제의 의의는 명확하지 않지만 사용해도 상관없다. 지사제는 사용하지 않는다.

- 해외에서는 장세균의 이식요법[fecal microbiota transplantation (FMT)]의 보고가 이어지고 있으며 여러 차례 재발례 외에 중등도 치료 저항례나 극증례 치료에서도 사용되고 있다.
- **CD(클로스트리듐 디피실, *Clostridium diffcile*)에서 접촉감염 예방책을 취한다**. 알콜 소독으로 포자를 없앨수는 없다. 흐르는 물로 손을 씻고 의료기관 등에서는 차아염소산 나트륨(sodium hypochlorite)을 사용한다.

◎ 특발성세균성 복막염(spontaneous bacterial peritonitis, SBP)

- 소화관의 천공 등 해부학적인 이상이 없는 복막염이다.
- 보통 복수가 있는 환자에게 증상발생하는 복막염이다.
- 간경변 환자가 복수 증가와 발열 또는 급격한 뇌증이 나타날 때 항상 SBP(특발성세균성 복막염)을 생각할 수 있다.
- 복통은 60%에서 나타나고, 근육성 방어(muscular defense)는 잘 나타나지 않는다.

30

- 원인균은 장내세균[대장균, 크레브시엘라(*Klebsiella*)]와 함께 폐렴알균이 있을 수 있다. 혐기균은 관여하지 않는다.
- 진단에는 복수천자가 필요하며, 복수의 백혈구가 호중구 우위에서 250/μL 이상일 때에 확정진단 한다.
- 복수배양은 10mL 정도를 혈액배양병(bottle)에 배양하면 민감도가 올라간다.
- 복수 그람염색의 민감도는 낮으므로 균이 보이지 않더라도 SBP을 부정할 수 없다.
- 혈액배양도 반드시 시행한다.
- 복수 LDH(젖산탈수소효소, lactate dehydrogenase), 높은 아밀라아제(amylase)의 수치나 낮은 혈당수치, 복수의 균이나 혐기균 검출은 특발성 복막염을 고려한다.

◆ 경험적 치료

- ▫ CTRX(세프트리악손, ceftriaxone) 2g을 24시간마다

- 투여 기간은 혈액배양 음성이라면 5~7일간, 양성이라면 14일간을 기준으로 한다.

◆ 재발예방

- 재발률이 높으므로 ST(sulfamethoxazole trimethoprim) 복합제 2정/일이나 시프로플록사신(ciprofloxacin, CPFX) 경구제 750mg/week 1회를 고려한다.

◎ 속발성 복막염(소화관 천공, 충수염, 게실염)

- 소화관 천공, 충수염, 게실염 등에서 나타나는 복막염이다.
- 보통 **외과감염증이며 긴급하게 외과와 상담**한다.
- 원인균은 장내세균에서 혐기균이 관여하는 혼합감염. 혐기성균은 검출되지 않아도 커버를 계속한다.

◆ 경험적 치료

지역사회 증상발생, 경증인 경우:
- □ CMZ(세프메타졸, cefmetazole) 2g을 8시간마다
  또는
- □ ABPC/SBT(암피실린 설박탐) 1.5~3.0g을 6시간마다

병원 내 증상발생이나 중증인 경우:
- □ TAZ/PIPC 4.5g을 8시간마다
  또는
- □ MEPM(메로페넴, meropenem) 1.0g을 8시간마다
  또는
- □ CFPM(세페핌, cefepime) 2g을 12시간마다+MNZ(메트로니다졸, metronidazole) 500mg 8시간마다 점적 병용
- 페니실린 알레르기인 경우에는 LVFX(레보플록사신, levofloxacin) 750mg을 24시간마다+MNZ 500mg을 8시간마다 점적 병용을 시작.

30

- 지역사회 증상발생인 경우 경험적 치료로 장알균·진균에 대한 커버는 원칙적으로 필요하지 않다.
- 혈액배양이나 수술 중 배양 결과에 따라 보다 좁은 범위의 항균제로 변경하는 것을 고려한다. 투여 기간은 배액(drainage)이 충분하면 5~7일을 기준으로 종료한다.

◆ 충수염, 게실염의 경구 항균제 치료

□ Amoxicillin/clavulanic acid 875mg/125mg 1일 2회

- 장내세균과 함께 박테로이디즈 프라질리스(*Bacteroides fragilis*)를 대표로한 혐기성균 혼합감염이 일반적이다.
- 특히 게실염은 경증이라면 경구제로 인한 외래 치료가 가능하다.
- 치료 기간은 5~10일간이다.
- 점적 치료를 하는 경우에는 속발성 복막염에 준한다.

▣ 간담도감염

◎ 급성 담낭염(acute cholecystitis)

◆ 포인트

- 원칙적으로 외과적 치료가 기본인 감염증이며 증상발생 72시간 이내에 조기 수술이 이루어지도록 되어 있으므로 외과와 상담한다.
- 90%에 결석이 관여한다. 무결석담낭염은 고칼로리 수액, 금식 환자, 열상, 수술 후 등의 중증 환자에게 합병하며 담낭 적출의 적응이다.
- 진단에서는 초음파 하의 Murphy 징후의 민감도, 특이도가 높으므로 즉시 초음파 검사를 실시한다(표 3-4).
- 6시간 이상 담석 발작이 계속되는 경우는 드물며 이러한 경우는 발열이나 담증 소견이 없더라도 담낭염 합병 또는 담석 발작 이외의 통증을 의심한다.
- 혈액배양은 2세트 시행하며 금식한 후에 아래의 항균제를 시작한다.
- 초음파, CT를 실시하면서 배액(drainage), 수술 시행에 대해서 외과와 상담한다.
- 기종성 담낭염(emphysematous cholecystitis), 천공, 담낭 주위 농양은 긴급 수술을 한다.

표 3-4 급성 담낭염 진단 기준

A	국소성증 소견	① Murphy 징후 ② 오른쪽 옆구리 통증
B	전신성 염증소견	① 발열 ② CRP(C 반응성 단백 시험, C-reactive protein) 상승 ③ 백혈구 증가
C	급성 담낭염의 특징적 영상소견	

의진: A 중 하나 또는 B 중 하나를 만족하는 것.
확진: 위의 '의진'과 함께 C를 확인한 것.

(With kind permission from Springer Science + Business Media: Diagnostic criteria and severity assessment of acute cholecystitis: Tokyo Guidelines. vol. 14, 2007, 78-82, Hirota M, et al. Table 1. © Springer Science + Business Media / Journal of Hepato-Biliary-Pancreatic Surgery / 2015)

- 담즙투과성은 대부분의 항균제가 양호하며 담도감염에는 곧, 세포페라존·설박탐(cefoperazone·sulbactam)을 사용하라는 것은 아니다. 또한 담즙투과성이 결과를 개선한다는 증거는 적다. 게다가 세포페라존·설박탐은 대부분의 유럽국가에게서는 사용되지 않으며 세계적으로는 충분한 평가가 이루어지지 않은 약제이다.
- 지역사회 담낭염은 대장균, 클레브시엘라(*Klebsiella*), 박테로이디즈 프라질리스(*Bacteroides fragilis*) 등이 원인 미생물이 되기 때문에 이상을 충분히 커버한다.

◎ 급성 담관염(acute cholangitis)

◆ 포인트

- 담낭염과는 다르게 내과에서 내시경으로 배액(drainage)을 실시하는 것이 중요하다.
- 빠르게 소화기내과 전문의와 상담한다. 경증인 경우는 배액(drainage) 없이 호전되는 경우도 있지만 중등증 이상은 배액이 원칙적으로 필요하다.
- 항균제는 담낭염과 같으며, 세균성 간농양도 마찬가지이다.
- 유명한 Charcot의 세 가지 특징(발열, 우상복부통증, 황달)은 절반정도 밖에 나타나지 않으며 영상진단의 민감도는 높지 않다. CT나 초음파로 담관 확장이나 결석이 나타나지 않는 경우도 많기 때문에 이것들로 제외하지 않으며 일단, 세 가지 특징이 모두 보이면 담관염이라고 판단할 수 있다(표 3-5).
- 발열, 담도계 효소 증가나 감염부위 불명의 장내세균으로 인해 패혈증에서는 담관염을 의심한다. ALP(알칼리인산분해효소, alkaline phosphatase) 수치나 γGTP(gamma glutamyl transpeptidase) 수치는 민감도가 높으므로 상승이 없는 경우에는 담관염은 생각하기 어렵다.

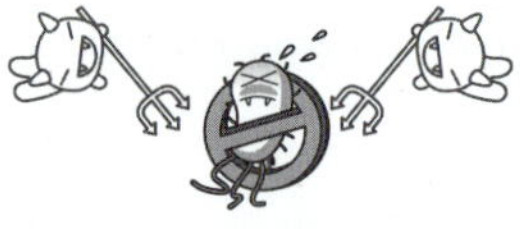

표 3-5 급성 담관염 진단 기준

A	임상증상	① 담도계 질환의 기왕 ② 발열이나 오한 ③ 황달 ④ 복통
B	검사소견	① 염증 반응 ② 간기능 이상
C	영상소견	담도확장, 협착, 담석 등

의진: A 중 2개 이상이 나타나는 경우
확진: (1) A 중 하나와 ②+③+④(Charcot의 세 가지 특징)
(2) A 중 2개 이상+B과 C의 양쪽 모두.

(With kind permission from Springer Science + Business Media: Diagnostic criteria and severity assessment of acute cholangitis: Tokyo Guidelines. vol. 14, 2007, 52-8, Wada K, et al. Table 3,ⓒ Springer Science + Business Media/Journal of Hepato-Biliary-Pancreatic Surgery/2015)

◆ 초기 치료

지역사회 증상발생:
- ABPC/SBT(암피실린/설박탐) 1.5~3.0g을 6시간마다
  또는
- Cefotetan 1g을 12시간마다

병원 내 증상발생이나 중증인 경우[녹농균, 엔테로박터(*Enterobacter*) 등도 커버]:
- TAZ/PIPC 4.5g을 8시간마다
  또는
- MEPM(메로페넴, meropenem) 1.0g을 8시간마다

쇼크 등 중증인 경우: 이하도 병용 가능
- GM(겐타마이신, gentamicin) 5mg/kg을 24시간마다

β-lactam 알레르기일 경우:
- ciprofloxacin 400mg을 12시간마다 or levofloxacin 750mg을 24시간마다+ MNZ(메트로니다졸, metronidazole) 500mg을 8시간마다

- 카바페넴계나 β-lactamase 억제제 배합 페니실린과 CLDM(클린다마이신, clindamycin)의 병용은 의미가 없다[세파마이신(cephamycin) 이외의 cephalosporin계와의 병용은 가능하지만 CLDM 내성 혐기균이 증가하고 있기 때문에 MNZ(메트로니다졸, metronidazole) 병용이 더 낫다].

◆ 특이적 치료

- 혈액배양으로 원인 미생물이 판명된 경우 적극적으로 de-escalation을 실시한다.
- 혐기성균[박테로이디즈 프라질리스(*Bacteroides fragilis*)]은 배양으로 검출되지 않더라도 커버를 지속하는 것이 바람직하다.
- 항균제는 세균혈증이 있으면 14일간. 담관염은 세균혈증없이 배액(drainage)된다면 5~7일간. 담낭염은 담낭이 적출되어 합병증이 없거나 즉시 항균제 중지가 가능하다.
- 보존적으로 치료를 시작한 경우라도 48시간에 개선이 없는 경우는 수술, 배액(drainage)을 검토한다.

31

◎ 간농양(liver abscess)

◆ 포인트

- 발열±오른쪽 옆구리 통증이 있으며 담관염에서 패혈증 같은 경과를 보일 수도 있고 때때로 발열과 식은 땀, 체중 감소 등 불명열과 같은 아급성 경과를 보이는 경우도 있다.
- 크게 아메바성과 세균성으로 나뉜다.
- 세균성은 50%가 담관염 등에서 경담도성으로 그 외에 충수염이나 게실염에서 경문맥성, 감염성 심내막염 등에 의한 혈행성 전파가 있다.
- 세균성에서는 혈액배양이 절반에서 양성으로 나타나므로 반드시 시행한다. 염증 반응이나 ALP(알칼리인산분해효소, alkaline phosphatase) 증가를 자주 관찰할 수 있다.
- CT 민감도가 높다(대부분 100%). 영상에서 의심된다면 가능한 한

천자 배액(drainage)을 시도한다.

- 원인 미생물은 원인에 따르지만 경담도인 경우 대장균이나 클레브시엘라(*Klebsiella*)와 같은 장내세균과 박테로이디즈 프라질리스(*Bacteroides fragilis*) 등 혐기성균의 혼합감염이 많다. *Streptococcus anginosus*, 장알균, 황색포도알균, 아메바도 있다.

◆ 초기 치료

의료기관 관련 감염의 의심이 없는 경우는 경증사례:

□ 암피실린/설박탐(ABPC/SBT) 1.5g을 6시간마다
또는
□ CTRX(세프트리악손, ceftriaxone) 2g을 24시간마다+MNZ(메트로니다졸, metronidazole) 500mg을 8시간마다

의료기관 관련 감염의 의심이 짙어 내성균 위험이 있으며 또한 중증인 경우:

□ TAZ/PIPC 4.5g을 8시간마다
혹는
□ CFPM(세페핌, cefepime) 2g을 12시간마다+MNZ(메트로니다졸) 500mg을 8시간마다
또는
□ MEPM(메로페넴, meropenem) 1g을 8시간마다

β-lactam 알레르기일 경우:

□ LVFX(레보플록사신, levofloxacin) 750mg을 24시간마다+MNZ 500mg을 8시간마다

- 반드시 적절한 배액(drainage)을 실시한다.
- 배양 결과에 따라 항균제를 de-escalation 하지만, 혐기성균은 검출되지 않더라도 반드시 커버를 계속한다.
→ 암피실린 설박탐(ABPC/SBT) 등
- 열이 떨어지고 전신상태가 호전되면 생체이용률(bioavailability)이 좋은 경구제로의 변경도 가능하다.

→ AMPC/CVA, ST(sulfamethoxazole·trimethoprim) 복합제 +MNZ, LVFX(레보플록사신, levofloxacin)+MNZ등

- 치료 기간은 농양의 소실까지로, 6주간 이상 걸리는 경우가 많다.

◆ 아메바성 간농양의 치료

- 아메바성은 항체로 인한 진단도 유용하며 아메바성인 경우에는 배액(drainage)이 필요하지 않다.
- MNZ 500mg을 1일 3회 10일간, 영양형을 근절한 후 소화관 내의 포자(cyst) 근절을 위해 파로모마이신(paromomycin) 500mg을 1일 3회 7일간 복용시킨다.

▣ 순환기·혈류감염

◎ 감염성 심내막염

◆ 포인트

- 감염성 심내막염의 진단에는 수정 Duke 심내막염 진단 기준(표 3-6)이 민감도, 특이도에 뛰어나기 때문이 이들에 맞춰 진단하는 것이 중요하다.
- 놓치기 쉬운 감염증인 것을 알아두어야 한다. 심잡음이 없으며 경흉벽 심장초음파로 감염성 혈전이 없더라도 부정해서는 안 된다.
- 포도알균이나 사슬알균, 장알균이 혈액배양으로 검출되는 경우나 그 외의 균에서도 지속적으로 혈액배양으로 검출될 때에는 항상 감염성 심내막염을 의식한다. 아래에 2개의 병태가 있다.

급성 심내막염:

하루 단위로 증상발생·진행하여 빠르게 심부전에 이른다. 황색포도알균이 일반적이다.

아급성 심내막염:

주~월 단위로 진행, 불명열로 표현된다. 사슬알균, 장알균이 일반적이다.

- 급성 심내막염은 혈액배양을 2~3세트 채취 후 즉시 치료를 시작하는 것이 바람직하지만 아급성 심내막염은 허락된다면 항균제를 투여하지 않고 혈액배양을 반복하는 것이 바람직하다.
- 감염성 심내막염이라고 진단되면 심장외과, 순환기내과와 밀접하게 연계한다.
- 심장초음파는 경흉벽에서는 민감도는 60% 정도로 알려졌으며 감염성 심내막염이 의심되는 경우는 경식도 심장초음파가 바람직하다(민감도 90%). 또한, 경흉벽 심장초음파 소견에서 우종이 없다고 해서 감염성 심내막염을 부정해서는 안 된다. 진단은 수정 Duke 심내막염 진단 기준(표 3-6)을 따르면 좋다.

32

표 3–6 수정 Duke 심내막염 진단 기준 *(계속)*

대항목	
1. 혈액배양 양성	① 일반적인 심내막염의 원인균이 두 가지의 다른 혈액배양으로 검출 ㅁ 사슬알균, HACEK[a] 그룹 ㅁ 황색포도알균, 장알균(단, 다른 감염병변이 없는 경우) ② 검출균에 관계없이 지속적으로 혈액배양이 양성 ㅁ 12시간 이상의 간격으로 채취한 혈액배양이 두 번 이상 양성 ㅁ 3세트 혈액배양이 모두 또는 4세트 이상의 혈액배양의 대부분이 양성(단, 처음과 마지막의 채혈간격은 1시간 이상) ③ 한 가지 혈액배양으로 코시엘라 베네티(coxiella burnetii)가 양성인자, 항 IgG 항체가(antibody titer) >1:800

표 3-6 *(계속)* 수정 Duke 심내막염 진단 기준

2. 심내막 병변의 존재	④ 심초음파*로 아래의 하나라도 나타나는 경우 ㅁ판막 또는 그 지지조직 등에 가동성인 심장 내 종기가 존재 ㅁ농양 ㅁ인공판막의 새로운 부분적 열개 ⑤ 새로운 판막폐쇄부전(이미 존재하는 심잡음의 악화나 변화만으로는 충분하지 않다)
소항목	
① 원인(병에 걸리기 쉬운 소질)	원인이 되는 심장질환 또는 정맥주사 약물 상용
② 발열	38.0℃ 이상
③ 혈관현상	주요 동맥색전, 패혈증성 폐색전, 감염성 동맥류, 두개 내 출혈, 결막 출혈, Janeway 반점
④ 면역학적 현상	사구체신염, Osler 결절, Roth 반, RF 양성
⑤ 미생물학적 소견	혈액배양 양성이지만 대기준을 만족시키지 못하는 경우 또는 감염성 심내막염으로서 모순되지 않는 활동성 염증의 혈청학적 소견
⑥ 심장초음파 소견	심장초음파에서는 감염성 심내막염을 의심하는 대기준을 만족하지 않는 경우

확실: 임상적 기준→'대항목 두 가지' 또는 '대항목 한 가지+소항목 세 가지' 혹은 '소항목 다섯 가지'
가능성 있음: '대항목 한 가지+소항목 한 가지' 또는 '소항목 세 가지'

* 인공판막 감염성 심내막염이나 판막 주위 농양 등의 합병증이 의심되는 경우 또는 '가능성이 큰' 진단기준을 만족하는 경우는 경식도 심장초음파를 해야 한다.

a HACEK: 헤모필루스 파라프로필루스(*Haemophilus paraphrophilus*), 액티노바실루스 액티노마이세템코미탄스(*Actinobacillus actinomycetemcomitans*), 카르디오박테륨호미니스(*Cardiobacterium hominis*), 아이케넬라 코로덴스(*Eikenella corrodens*), 킨젤라 킨가에(*Kingella kingae*)

(Li JS, Sexton DJ, Mick N, et al. Proposed modifications to the Dukecriteria for the diagnosis of infective endocarditis. Clin Infect Dis 2000; 30; 633-8.
PMID: 10770721을 근거로 작성)

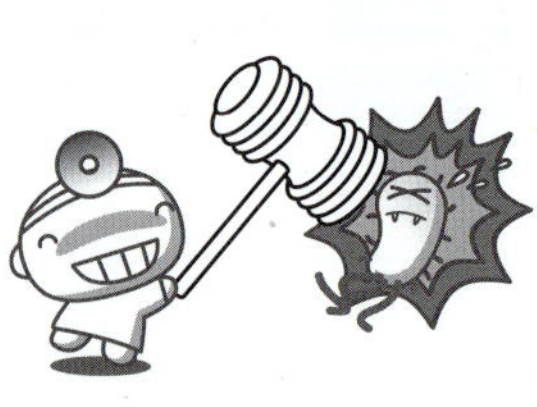

◆ 대표적인 수술 적응

- □ **심부전 합병**
- □ **재발성 색전 합병**
- □ **판막륜 농양 합병**
- □ **칸디다, 녹농균, 내성 장알균 등의 완치가 어려운 미생물**
- □ **혈액배양이 음성화하지 않음**

- 중추병변의 합병이 있는 경우 외, 수술 적응이 있다면 수술을 늦출 만한 이유는 그다지 없다.

◆ 치료

- 항균제 선택은 원인균에 따라 결정되며 애매한 선택은 하지 않는다.
- **모두 감염내과 전문의와 상담하는 것이 바람직**하다.
- 치료 기간은 장기간이다(정맥주사로 총 6주간 항생제 치료를 실시한다).
- 아래에 처방사례에 대해 서술했다.

자연판막: 급성 심내막염의 치료

MSSA(methicillin-susceptible *Staphylococcus aureus*):
□ CEZ(세파졸린, cefazolin) 2g을 8시간마다

MSSA에서 중추 병변을 동반하는 경우:
• CEZ은 중추신경 투과성이 극히 적으므로
□ CFPM(세페핌, cefepime) 2g을 8시간마다
또는
□ MEPM(메로페넴, meropenem) 2g을 8시간마다

MRSA(methicillin-resistant *Staphylococcus aureus*):
□ VCM(반코마이신, vancomycin) 1g을 12시간마다[최저농도(trough concentration)를 15~20μg/mL로 유지]

32

자연판막: 아급성 심내막염의 치료

사슬알균:

□ PCG(벤질페니실린, benzylpenicillin) 200~500만 IU를 4시간마다[PCG의 MIC(최소발육저지농도, minimum inhibitory concentration) 수치에 따라]±GM(겐타마이신, gentamicin) 3mg/kg을 3회로 나눠서

장알균:

□ ABPC(암피실린, ampicillin) 2g을 4시간마다+GM 3mg/kg을 3회 나눠서

• 신장장애 등으로 GM을 사용하기 어렵고, 엔테로코쿠스 패칼리스(*Enterococcus faecalis*)인 경우에 ABPC+CTRX(세프트리악손, ceftriaxone)도 가능.

인공판막: 감염성 심내막염의 치료

• 투여량은 자연판막과 같다.

CNS(coagulase-negative *Staphylococcus*), MRSA:

□ VCM+RFP(리팜피신, rifampicin)+GM

MSSA:

□ CEZ+RFP+GM

사슬알균:

□ PCG+GM

◆ 감염성 심내막염의 치료 효과 판정

- 비특이적 발열도 많으며 발열이나 CRP(C 반응성 단백 시험, C-reactive protein)에 의존하지 않는다.
- 혈액배양이 음성화되어 있다면 감염성 심내막염 치료는 보통 제대로 이루어지고 있다고 생각할 수 있다.

그림 3-3 감염성 심내막염의 진단 치료 흐름표(flowchart)

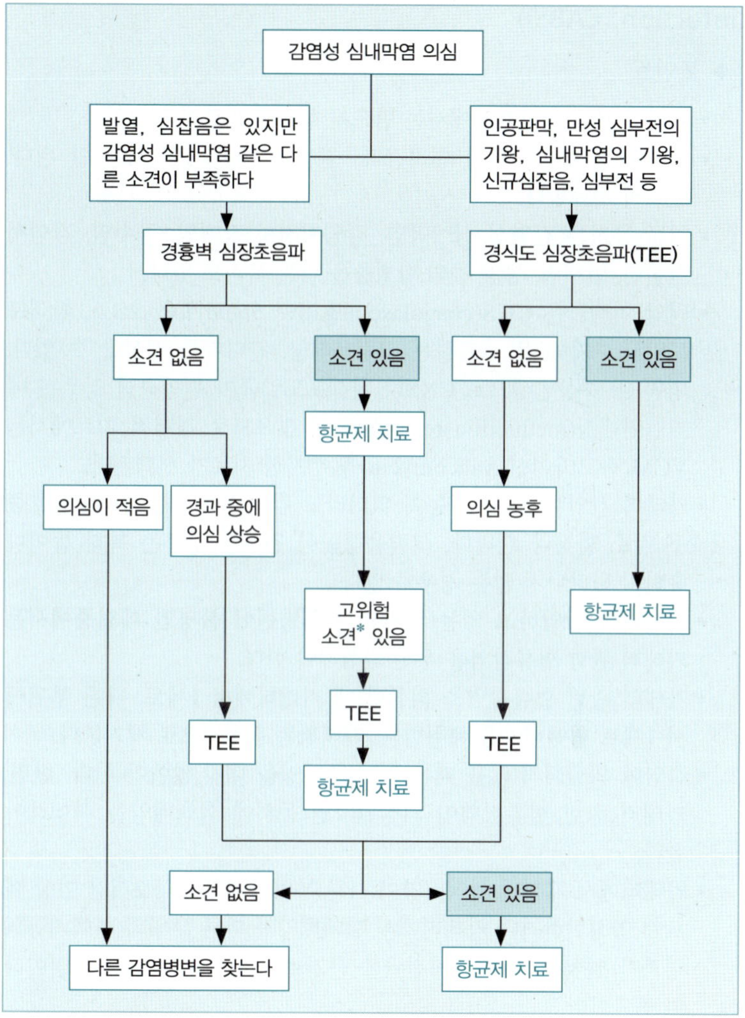

* **고위험 소견**: 거대 또는 가동성이 있는 우종, 판막부전, 판막륜 확대

(Bayer AS, et al. Diagnosis and management of infective endocarditis and its complications. Circulation 1998; 98; 2936-48. PMID: 9860802를 근거로 작성)

◎ 카테터 관련 혈류감염(catheter-associated blood stream infection, CABSI)

◆ 포인트

- **카테터 관련 혈류감염에서는 반드시 항균제 치료가 필요**하다.
- '카테터를 뺀다→열이 내려간다→끝'의 흐름이 되어서는 안 된다. **반드시 치료한다**.
- 치료 목적은 감염성 심내막염, 감염혈전성 정맥염, 골수염, 감염성 관절염, 안내염, 농양 등의 합병증을 막는 목적도 있다.
- 원인 미생물은 CNS(coagulase-negative *Staphylococcus*), 황색포도알균, 녹농균을 포함하는 그람음성균, 칸디다를 예상할 수 있다. 병원 내 증상발생으로 CNS나 황색포도알균이 원인균인 경우는 메티실린내성(methicillin resistance)이 많으므로 경험적 치료에서는 VCM(반코마이신, vancomycin)을 추가한 치료가 선택된다.
- 카테터 삽입부에 홍반, 농이 없더라도 감염은 부정할 수 없다(호중구 감소 환자나 칸디다, 그람음성균이 원인인 경우는 특히 농이나 홍반이 나타나지 않는 경우가 많다).
- **카테터를 삽입하고 있는 환자의 감염병변이 불명인 패혈증에서는 카테터 관련 혈류감염을 우선 의심해야 한다**.

32

- 카테터 관련 혈류감염을 의심할 때 **카테터에서 1세트, 다른 부위에서 1세트 혈액배양을 채취**한다. 카테터는 원칙적으로 제거한다.
- 감염이 의심되지 않을 때는 카테터 배양을 내지 않아야 한다. 한편, 카테터 관련 혈류감염이 의심된다면 동시에 혈액배양을 시행해야 한다.
- 카테터에서 채취된 혈액배양이 다른 부위의 배양보다 2시간 이상 빠르게 양성화하거나 카테터에서 혈액배양과 다른 부위의 혈액배양의 결과가 일치한 경우 제거진단을 근거로 카테터 관련 혈류감염이라고 진단한다.

◆ 치료

경험적 치료:

일반 투여량:
□ VCM(반코마이신, vancomycin) 1g을 12시간마다

중증사례인 경우: 아래도 병용
□ CFPM(세페핌, cefepime) 2g을 12시간마다
또는
□ TAZ/PIPC 4.5g을 8시간마다

칸디다 혈류감염의 위험이 높으며 생명의 위험이 있는 중증인 경우:
• 다음 중 하나를 병용하여 칸디다도 커버.
□ 미카판긴(micafungin, MCFG) 100mg을 24시간마다
□ 플루코나졸(fluconazole, FLCZ) 400mg을 24시간마다
□ 암포테리신 B(liposomal amphotericin B, L-AMPH) 3mg/kg을 24시간마다

▪ 원인균이 판명되면 반드시 de-escalation한다.

특이적 치료:

MRSA(methicillin−resistant *Staphylococcus aureus*)나 CNS(coagulase-negative *Staphylococcus*)인 경우:
VCM(반코마이신, vancomycin)만

MSSA(methicillin-susceptible *Staphylococcus aureus*)인 경우:
CEZ(세파졸린, cefazolin)으로 변경

그람음성균인 경우:
감수성이 있는 협역 범위(spectrum)인 것으로 변경

칸디다인 경우:

FLCZ(플루코나졸, fluconazole) 또는 MCFG(미카판긴, micafungin)으로 변경

치료 기간:

- **CNS(coagulase-negative *Staphylococcus*)은 1주간(카테터를 제거하지 않은 경우에는 2주간)**
- **황색포도알균**은 카테터를 제거하였고 3일 후 혈액배양이 음성화 되고 발열이 호전된 경우에는 아래의 조건을 만족하는 경우에 한해 최소 2주간 실시한다. 그 이외는 혈액배양 음성일부터 **4주 동안 투여**한다.

□ 당뇨병 없음
□ 면역부전 없음
□ 페이스메이커(pacemaker)나 인공혈관 등의 인공물 없음
□ 심장초음파로 심내막염 소견 없음
□ 혈전성 정맥염 없음
□ 감염전이병변 없음

- 감염성 심내막염을 의심한다면 경식도 심장초음파를 실시한다. 다시 카테터 유치할 때는 혈액배양 음성을 확인한다.
- 카테터 선단 배양으로 황색포도알균이 검출된 경우 혈액배양 음성례는 5~7일간 치료 후에 신중하게 관찰하고 경우에 따라 혈액배양을 추가한다.
- 그람음성막대균에서는 2주간 투여한다.
- 칸디다는 안과와 상담하며 망막염이나 안내염의 유무를 확인한 후, 혈액배양 음성일부터 2주간 투여한다.
- CNS(coagulase-negative *Staphylococcus*) 이외의 균이 검출된 경우는 원칙적으로 카테터를 빼는 것이 바람직하다.
- 감염예방에서는 최대멸균차단(maximal sterile barrier precautions)을 엄수한다. 가능한 한 가느다란 카테터를 사용하며 서혜부로 삽입은 피한다.

그림 3-4 카테터 관련 혈류감염의 치료 흐름표(flowchart)

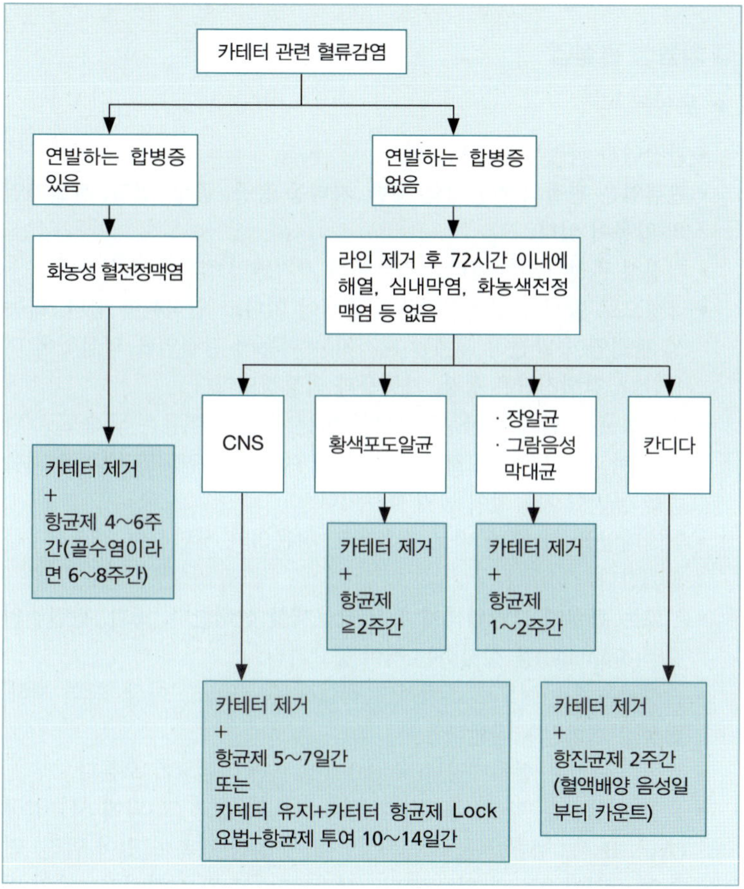

(Manian FA. Clin Infect Dis 2009; 49(11) : 1770-1. by permission of Oxford University Press)

32

▣ 골·관절감염

◎ 화농성 관절염

◆ 포인트

- 관절염과 관절통을 구별한다.
- **관절염은 관절의 가동영역 제한, 자타동 통증, 종창, 열감, 관절파열의 압통이 있다.**
- 대칭성 관절염은 바이러스 감염이나 자기면역 질환을 의심한다.
- 급성으로 발생한 **단관절염은 긴급성이 있다**고 인식해야 한다. 화농성 관절염이 완전히 배제될 때까지는 화농성 관절염을 의심하에 대응한다. **감별진단은 통풍, 가통풍과 외상정도**이다.
- 화농성 관절염이 긴급성을 필요로하는 질환인 이유는 급속도로 관절이 파괴되고 있으므로 관절 기능의 예후에 관련되고 배후에 패혈증을 동반할 가능성이 높기 때문이다.
- 혈액배양을 한 후에 바로 정형외과 전문의와 상담하여 관절천자를 의뢰한다.
- 치료는 **관절액 그람염색에 따라 항균제를 선택**한다. 또한, 관절액의 배액(drainage)을 실시하는 것이 중요하다.
- 관절액은 일반적으로 혼탁하며 백혈구 수 5만/μL 이상, 당의 저하, 점장성 저하가 나타난다.
- 관절액 배양은 혈액배양병(bottle)에 넣으면 민감도가 오른다.
- 원인 미생물은 황색포도알균이 압도적으로 많고 그 외에 사슬알균(A군, B군), 폐렴알균, 그람음성막대균. 성적 접촉이 있어 발진, 건초염 소견이 있다면 임균감염도 생각된다. 그 경우 관절액배양의 민감도는 낮으므로 인두, 요도, 자궁경부 배양도 실시한다.
- 혈액배양은 약 30%, 관절액 그람염색은 약 50%, 관절액배양은 약 90% 양성이라고 한다.

33

◆ 치료

그람염색 음성이나 불명인 경우:

□ VCM(반코마이신, vancomycin) 1g을 12시간마다+CTRX(세프트리악손, ceftriaxone) 2g을 24시간마다

그람양성알균(포도 모양)인 경우:

• 황색포도알균을 의심한다.

□ CEZ(세파졸린, cefazolin) 1g을 8시간마다

• 입원력, 이전 항균제 사용 등의 MRSA(methicillin-resistant *Staphylococcus aureus*) 위험이 있다면 감수성 판명까지 VCM을 사용한다.

그람양성알균(사슬 모양)인 경우:

• 사슬알균, 폐렴알균, 장알균을 의심한다.

□ PCG(벤질페니실린, benzylpenicillin) 200만 IU를 4시간마다
또는
□ ABPC(암피실린, ampicillin) 1g을 6시간마다

그람음성쌍알균인 경우:

• 임균을 의심한다.

□ CTRX 2g을 24시간마다

- 인공관절의 감염이 의심되는 경우에는 치료가 오래 걸리고 어렵기 때문에 가볍게 경험적 치료를 하지 말고 감염내과 전문의와 상담한다.
- 관절 내로 항균제 투여는 하지 않는다.
- 항균제 투여는 3~4주간 계속한다(임균은 1~2주간으로 가능).
- 특히 그람양성균인 화농성 관절염이나 적절한 치료 후에도 혈액배양이 음성화되지 않는 경우는 감염성 심내막염을 항상 의심하는 습관을 갖는다.

◎ 골수염(osteomyelitis)

◆ 포인트

- 골수염은 병태로 '혈행성'과 '직접전달성'으로 나뉘며 경과로 '급성'과 '만성'으로 나눌 수 있다.
- 성인의 골수염은 직접전달성이 많으며 개방골절 후, 인공관절 욕창 등에 동반되는 것으로 황색포도알균이 가장 많지만 그람음성균, 혐기성균 혼합감염도 많다.
- 혈행성은 성인에게서는 요추에 많다. 대부분은 단일균으로 황색포도알균의 빈도가 높으며 그 다음이 장내세균이다. 황색포도알균이나 사슬알균에서는 항상 감염성 심내막염 합병을 고려한다. 척추결핵(spinal caries)도 항상 염두에 둔다.

◆ 혈행성급성 골수염

- 요통, 발열, 염증 반응이 일어나는데 발열이 꼭 동반되는 것은 아니다.
- 진단에는 뼈 신티그래피(scintigraphy) 또는 MRI가 민감도가 높고 유용하다. MRI 소견은 발현이 늦기 때문에 초기는 위음성이 있을 수 있으므로 증상으로 강하게 의심될 때는 시간을 두고 반복한다.
- 치료가 장기로 이어지기 때문에 쉽게 경험적 치료를 하는 것은 피하며 우선은 혈액배양을 실시한다(약 50% 양성).
- 어쩔 수 없이 경험적 치료를 해야 한다면 협역 범위(spectrum) 항균제인 **CEZ(세파졸린, cefazolin) 1g을 8시간마다** 시작한다.
- 바이탈이 나쁘며 매우 심각한 상태라면 VCM(반코마이신, vancomycin)+제3, 4세대 cephalosporin계를 시작하는 경우도 있다(단, 반드시 혈액배양을 실시하고 나서).
- 혈액배양 음성이라면 CT 가이드 등으로 병변부위에서 배양 채취를 검토하고 결핵도 고려한다.
- 배양 결과에 따라 적절한 항균제로 변경하고 점적으로 **6~8주간 투여**한다.
- 경과가 좋고 감염성 심내막염이 배제되면 2~3주간의 점적항균제의 후에 생체이용률(bioavailability)이 양호한 경구제로 전환을 실시하

는 경우도 있다.

- 항균제 투여만으로 대부분이 개선되지만 치료에 반응하지 않는 경우나 농양형성 등 합병증이 있다면 외과적 죽은조직제거(debridement)가 필요하다.
- 효과 판정에서는 **적혈구침강속도(ESR)를 이용**하면 좋다. MRI는 반응이 늦기 때문에 효과 판정에는 주의한다.
- 경질막 농양으로 인한 **척수 압박 증상이 있다면 빠른 죽은조직제거(debridement)**가 필요하다.

◆ 직접전달성 급성 골수염

- 연부조직의 감염이 있으면 골수염 합병이 없는지 항상 염두에 둔다.
- 진단에서는 MRI도 도움이 되나 가능한 한 **골생검을 이용한 배양 채취**가 바람직하다.
- 농의 배양은 반드시 흡인으로 실시한다. 가능하면 **면봉(swab)으로 하지 않아야 한다**[오염(contamination)의 위험이 높으며 황색포도알균을 제외하여 검출되어도 신뢰성이 낮기 때문].
- 외과적 배액(drainage), 죽은조직제거(debridement)를 병용하여 항균제를 6~8주간 지속할 필요가 있다. 경험적 치료는 피하며 배양 결과를 기다리거나 부득이한 경우에도 항생제는 황색포도알균, 그람음성균, 혐기균을 커버하는 협역 범위 항균제를 시작하는 것이 바람직하다.

33

치료:

- □ 암피실린/설박탐(ABPC/SBT) 1.5g을 6시간마다

◆ 만성 골수염

- 항균제만으로는 치유되지 않는다. 죽은조직제거(debridement)와 장기 항균제 치료가 필요하다.
- 이를 위해서 쉽게 항균제를 시작하지 말고 원인균을 찾는데 노력한다.
- 배양을 실시하여 원인균을 결정한 후 확정 진단을 내리고 치료를 시

작한다.

경험적 치료를 시작하면 안 되는 감염증:

1. 만성 골수염
2. 인공관절 감염증
3. 아급성감염성 심내막염
4. 농양성 질환

▣ 피부연부조직의 감염

◆ 포인트

- 피부연부조직 감염에서 가장 중요한 포인트는 예후가 양호한 단독이나 봉와직염, 괴사성 근막염이나 가스괴저와 같은 중증외과감염증인지 감별하는 것이다.

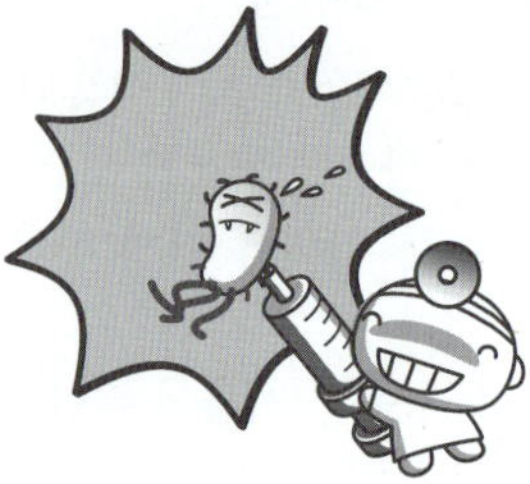

◎ 단독(erysipelas), 봉와직염

◆ 포인트

- 진피를 중심으로 나타나는 얕은 감염증을 단독이라고 부르며, 피하 조직까지 깊은 곳에 나타나는 감염증을 봉와직염이라고 부른다. 국소성 통증 홍반, 종창을 특징으로 하는데 단독이 얕은만큼 경계가 명확하다.
- 피부에서 발진과 발열이 나타난다고 봉와직염이라고 속단하지 않는다.
- 비감염증에서는 접촉성 피부염, DVT(심부정맥혈전증, deep vein thrombosis), 결절성 홍반이나 통풍 발작 등 감별한다.
- 일반 원인 미생물은 **황색포도알균, 용혈사슬알균(hemolytic *Streptococcus*)**이다. 안와 주위 봉와직염은 Hib도 관여한다. 담수(aeromonas hydrophila, *Mycobacterium marinum*)나 해수[패혈증비브리오균(*Vibrio vulnificus*)에의 노출, 동물과의 접촉력을 병력청취로 확인한다. 녹농균은 호중구감소 환자, 천통 외상이 원인이 된다.
- 병변의 흡인배양(20%)이나 혈액배양(4%)의 양성률은 낮지만 입원을 필요로하는 환자라면 필자는 혈액배양을 실시하고 있다.
- 경과 관찰을 위해 병변부위의 경계 마킹을 실시하거나 사진을 찍어둔다.
- **통증이 심한 경우, 악설감(snow-ball crepitation)이 있는 경우, 바이탈에 커다란 이상이 있는 경우, 진행이 급속인 경우, X선에 가스 모양이 있는 경우는 가스괴저, 괴사성 근막염을 의심하며 외과계(정형외과, 성형외과 등), 피부과, 감염내과 전문의와 상담한다.**
- RICE* 을 실시한다. 정맥울혈이나 임파부종을 동반하는 경우도 팔을 올리는 행동을 실시한다.

* RICE: 안정(rest), 냉각(ice), 압박(compression), 거상(elevation)

◆ 경험적 치료

- 원칙적으로 황색포도알균이나 용혈사슬알균을 커버한다.

34

경구제:
- CEX(세팔렉신, cephalexin) 6cap을 3회 나눠서

주사제:
- **CEZ(세파졸린, cefazolin) 1g을 8시간마다**

페니실린 알레르기의 경우:
- CLDM(클린다마이신, clindamycin) 경구제 6cap(900mg)을 3회로 나눠서, CLDM 점적 600mg을 8시간마다

- 이상을 7~10일간 투여한다.
- 교상(bite wound)으로 인한 봉와직염인 경우에는 구강 내 혐기균이나 pasteurella multocida의 커버를 위해 아래를 투여한다. 파상풍 톡소이드(tetanus toxoid) 접종도 잊으면 안 된다.
  - **Amoxicillin/clavulanic acid 875/125mg 1일 2회 복용**
- 제2세대, 3세대 cephalosporin계는 황색포도알균에서의 항균활성이 제1세대에 비해 떨어지기 때문에 그다지 적절한 처방이 아니라고 생각할 수 있다[예: 플로목세프나트륨(flomoxef sodium), 세포티암(cefotiam), 세프카펜피복실(cefcapene pivoxil) 등].
- 세균혈증을 동반하지 않는 경우는 중단, 경구제로 전환하는 것도 가능하다.

- **처음에 봉와직염이라고 진단하여도 급속도로 확대·악화하는 경우는 괴사성 근막염을 의심하며 외과계, 피부과, 감염내과 전문의와 상담한다.**
- 치료에 반응하지 않는 경우에는 RICE 부족, 감염증이 아닌 경우[DVT(심부정맥혈전증, deep vein thrombosis) 등], 피하농양, 항균제가 적절하지 않은 경우, MRSA(methicillin-resistant *Staphylococcus aureus*), 녹농균, 진균, 항산균증 등을 감별한다.

◎ 가스괴저, 괴사성 근막염

◆ 포인트

- **외과감염증이며 빠른 죽은조직제거(debridement)가 중요**하다. 혈액배양, 조직배양의 결과가 나올 때까지 항균제 투여를 시작한다.
- 진단에서 CT, MRI를 하는 경우가 많을지도 모르지만 진단의 민감도, 특이도는 명확하지 않다.
- 바이탈이 무너지고 괴사성 근막염이 의심되는 경우에는 급격하게 악화하는 병태를 생각하여 신속한 시험절개, 죽은조직제거술(debridement)이 필요해질 가능성이 높다. 이 때, CT 결과로 피하 연부조직에서 염증을 동반하고 있는 정도만 판단할 수 있는 경우도 많다. 특히 CT를 진행하는 동안의 시간 낭비와 그것으로 인한 급변 위험도 동반한다.
- CPK(크레아틴인산활성효소, creatine phosphokinase) 수치는 반드시 증가하는 것은 아니다.
- 괴사성 근막염 진단은 경험이 있는 외과 의사에 따라 시험절개로 인한 직접적인 근막 확인이 가장 신뢰할 수 있다.
- 용혈사슬알균, 클로스트리듐(*Clostridium*)으로 인한 단독균 감염인 경우와 그람양성알균, 그람음성균, 혐기균과의 혼합감염(대체로는 당뇨병 환자)인 경우가 있으며 최초 치료는 지역사회에서 획득가능한 균을 커버할 필요가 있다.

34

◆ 초기 치료

□ CLDM(클린다마이신, clindamycin) 600mg을 8시간마다+TAZ/PIPC(tazobactam/piperacillin) 4.5g을 8시간마다+VCM(반코마이신, vancomycin) 1g을 12시간마다

또는

□ CLDM 600mg을 8시간마다+MEPM(메로페넴, meropenem) 1.0g을 8시간마다+VCM 1g을 12시간마다

- 이 경우의 CLDM 병용은 독소 생성 억제를 목적으로 하고 있으며 혐기균을 커버하기 위한 것은 아니다.

◆ 특이적 치료

- 용혈사슬알균, 클로스트리듐(*clostridium*)인 경우, PCG(벤질페니실린, benzylpenicillin) 300만 IU를 4시간마다+CLDM 600mg을 8시간마다 de-escalation한다
- 그 외의 균에서도 적절하게 de-escalation하지만 복수균 감염이 일반적이며 혐기성균은 검출되지 않아도 커버를 계속한다. ABPC/SBT(암피실린/설박탐) 등의 협역 범위(spectrum) 항균제로 변경할 수 있는 경우가 많다.
- 투여기간은 정해지지 않았지만 호전될 때까지 장기사용이 필요할 수도 있다.
- 고압산소요법은 클로스트리듐(*Clostridium*) 가스괴저인 경우에는 유용하다.
- 용혈사슬알균의 경우 면역글로불린 투여도 유효할지도 모른다.

◎ 당뇨병성 족부괴저

◆ 포인트

- 당뇨병에서 자주 나타나는 합병증이며 때때로 환지절단이 필요하게 된다.

34

- 신경증으로 인한 감각장애나 폐색성 동맥경화증으로 인해 혈류장애가 유인된다. 이로 인해, 때때로 감염이 있어도 통증을 느끼지 못하기도 한다.
- 원인균은 황색포도규균[MSSA(methicillin-susceptible *Staphylococcus aureus*), MRSA(methicillin-resistant *Staphylococcus aureus*)], 사슬알균, 장내세균, 녹농균, 장알균, 혐기성균의 혼합감염, 표층의 감염은 황색포도알균과 사슬알균인 경우가 많다.

◆ 진단

- 감염부위의 크기·깊이, **골수염의 유무, 신경장애나 혈류장애, 혈당관리의 평가**를 즉시 실시한다.
- **표층 면봉검체의 신뢰성은 낮으므로 심부의 조직배양이나 삼출액(leachate)의 흡인배양을 가능한 한 채취한다.**
- 골수염 평가에서 단순 X선 민감도는 낮다. MRI가 민감도 95%, 특이도 99%로 가장 좋다. 뼈가 드러나며 sonde가 궤양 아래에서 뼈에 닿을 경우 골수염이 있다고 생각할 수 있다.

◆ 치료

표층 경증감염인 경우:

- 황색포도알균과 사슬알균을 커버한다. 외래에서 치료 가능. 아래 중 1개를 선택.

□ CEX(세팔렉신, cephalexin) 6cap을 3회 나눠서 또는 CEZ(세파졸린, cefazolin) 1g 점적을 8시간마다

□ CLDM(클린다마이신, clindamycin) 6cap을 3회 나눠서 또는 600mg 점적을 8시간마다

□ ST(sulfamethoxazole trimethoprim) 복합제 4정을 2회 나눠서

심부에 감염이 퍼진 경우:

- 성형외과와 상담하고, 혈행재건을 고려한다.
- 골수염이 없는 경우 치료 기간은 내복을 포함하여 봉와직염과 같다.

□ tetan 1g을 12시간마다, cefoxitin 2g을 8시간마다

또는

□ CMZ(세프메타졸, cefmetazole) 2g을 8시간마다

생명의 위험이 있으며 환지절단이 필요한 경우:

- 빠르게 피부과, 정형외과, 성형외과와 상담한다. MRSA(methicillin-resistant *Staphylococcus aureus*)나 장알균, 녹농균, 내성경향인 장내세균도 커버한다.
- 배양 결과에 따라 de-escalation을 하고 골수염이 있다면 6주간~수개월 치료한다.

- □ VCM(반코마이신, vancomycin) 1g을 12시간마다 또는 LZD(리네졸리드, linezolid) 600mg을 12시간마다

  \+

- □ TAZ/PIPC 4.5g을 8시간마다 또는 MEPM(메로페넴, meropenem) 1g을 8시간마다

▣ 골반염증질환(pelvic inflammatory disease, PID)

◎ 포인트

- PID는 자궁경부에서 감염된 균에 따라 내막, 부속기, 복강 내에 염증이 파급된 상태이다.
- 성적 활동성이 높은 젊은 여성의 하복부 통증으로 상기된다.
- 치료 목적은 급성염증의 치료와 후유증(불임, 자궁 외 임신, 만성 통증)의 예방이다.
- 골반통증, 대하 증가, 발열, 성교통증, 구토 등 **일반적 증상이 맞는 경우는 적으며 의심된다면 산부인과에서 상담하는 것과 동시에 역치를 낮춰 치료를 하는 편**이 바람직하다.
- 산부인과가 아니라면 동의를 받고 간호사를 동반한 상태에서 직장 진찰을 하여 간접적으로 자궁경부의 압통을 확인하면 좋다.
- 임균이나 클라미디아(*Chlamydia*)에 따른 성매개 질환에 의해 2차적으로 그람음성균, 혐기균의 감염을 일으켜 증상이 발생한다. 게다가, 성감증상의 위험이 없는지에 대한 병력은 중요하다.
- PID이라고 진단되면 **HIV(human immunodeficiency virus), B형 간염(hepatitis B), 매독 등의 검사와 상대(partner)의 치료도 필요**하다.
- 감별진단은 충수염, 게실염, 신수신염, 자궁 외 임신, 난소 염전 등. **임신반응검사**는 항균제 선택에도 연관되어 있으므로 실시해 본다.

- 원칙적으로, 증상이 가벼워질 때까지 입원한 후, 점적 치료가 바람직하다.

◎ 치료

- 앞서 서술한 미생물을 커버한다.
- 치료 기간은 농양이 없다면 14일간을 기준으로 한다.
- 개선되지 않을 때는 항균제를 변경하지 말고 난관농양 등을 확인한다.

□ CMZ(세프메타졸, cefmetazole) 2g을 8시간마다+MINO(미노사이클린, minocycline) 100mg을 12시간마다
또는
□ LVFX(레보플록사신, levofloxacin) 750mg을 24시간마다+MNZ(메트로니다졸, metronidazole) 500mg을 8시간마다

외래로 내복 치료를 하는 경우:
□ LVFX 경구제+MNZ(메트로니다졸) 경구제
□ LVFX 경구제+AMPC/CVA(아목시실린/클라불란산)

▣ 열성 호중구 감소증

◎ 포인트

- **호중구 수가 500/μL 이하 또는 1,000/μL 이하에서 500/μL 이하로서의 감소가 예상되는 경우에 38.3℃ 이상 또는 38℃ 이상의 발열이 1시간 이상 계속될 때**라고 정의되고 있다. 감염증 응급(emergency) 중 하나.
- 감염원이 확실하지 않을 때도 많지만 포기하지 말고 구강 내, 카테터 도입부, 피부, 흉부, 복부, 항문 주위를 정성껏 진찰한다.
- 혈액배양 2세트 시행 후, 장내세균, 녹농균을 타겟으로 항균제를 빠르게 충분한 양으로 시작한다.

- 항균제는 시설의 녹농균, 장내세균을 타겟으로 지역사회 인자에 따라 선택된다('약제 감수성 표' 108페이지 참조).
- 원칙적으로 입원 치료가 바람직하지만 경증에서는 내복 치료를 하면서 외래에서의 신중한 경과 관찰도 실시할 수 있다(201페이지 그림 3-5, 표 3-7 참조).
- 지연될 경우는 칸디다, 아스페르길루스(*Aspergillus*) 등의 진균도 원인 미생물이라고 생각할 수 있다.
- 관습적인 항균제나 항진균제의 예방 내복이나 G-CSF(과립구집락 자극인자, granulocyte colony-stimulating factor)제의 투여는 하지 않는다.

◎ 초기 치료

내복 치료*:

□ CPFX(시프로플록사신, ciprofloxacin) 경구제 1g을 2회 나눠서 +AMPC/CVA(아목시실린/클라불란산) 875mg/125mg을 2회 나눠서 나눠서

* 경증 및 신중한 외래 경과 관찰이 바람직하다

점적 치료:

□ CFPM(세페핌, cefepime) 2g을 8시간마다
혹은
□ TAZ/PIPC 4.5g을 8시간마다
또는
□ MEPM(메로페넴, meropenem) 1g을 8시간마다(가능한 한 제1선택으로 하지 않는다)
①

36

- 혈압저하 시 중증이나 입원력이 길고 여러 차례 항균제가 사용되는 등 내성균 위험이 높을 때는 아미노글리코시드계 추가를 검토한다.

□ ①±**GM(겐타마이신, gentamicin) 5mg/kg을 24시간마다**

- 혈압저하 시 카테터 혈류감염이나 피부연부조직의 감염이 의심되는 경우는 VCM(반코마이신, vancomycin)을 처음부터 병용한다.

□ ①±**VCM 1g을 12시간마다**

- 효과 판정은 3일 후에 실시한다. 발열이 이어지며 병세가 진행하는 경우는 항균제를 변경한다. 발열의 지속만으로 변경 추가할 필요는 없으며 전신상태가 안정화되어 있다면 경과를 관찰해도 좋다. 변경 전에는 혈액배양을 추가로 시행한다.
- 게다가 호중구감소가 7일을 넘어 지속되는 환자에게 광역 범위(spectrum)의 항균제를 사용한 지 4~7일 경과해도 발열이 지속되며 감염원이 확실하지 않은 경우는 β-D glucan, 아스페르길루스(*Aspergillus*) 항원 수치에 상관없이 항진균제로 경험적 치료를 고려한다.
- 그 때, 중추신경, 부비강, 흉부, 복부 등의 칸디다, 아스페르길루스의 병변을 CT 등으로 검사한다.
- 항진균제의 시작·변경할 때는 감염증 전문의에게 상담하는 것이 바람직하다.
- 경험적인 항진균제 치료를 할 때나 CT로 부비강, 폐야에 이상이 없으며 혈청학적 진단에서 음성인 경우는 아래 중 하나를 선택한다.

36

□ **MCFG(미카판긴, micafungin) 100mg을 24시간마다**
또는
□ **이트라코나졸(itraconazole, ITCZ) 200mg을 24시간마다**

- CT로 halo sign 등의 이상을 확인한 경우는 가능하다면 기관지경을 실시하여 아래를 시작한다.

아스페르길루스 확정이 인정되는 경우:
□ 보리코나졸(voriconazole, VRCZ) 4mg/kg을 24시간마다

아스페르길루스가 확정되지 않는 경우:
□ L-AMPH(암포테리신 B, liposomal amphotericin B) 5mg/kg을 24시간마다

- 아스페르길루스인 경우에는 보리코나졸과 칸딘(candin)계의 병용이 보다 유효할 가능성이 있다.
- 털곰팡이증(mucormycosis)에는 고용량의 L-AMPH(10~15mg/kg/day)도 고려하면 좋다.

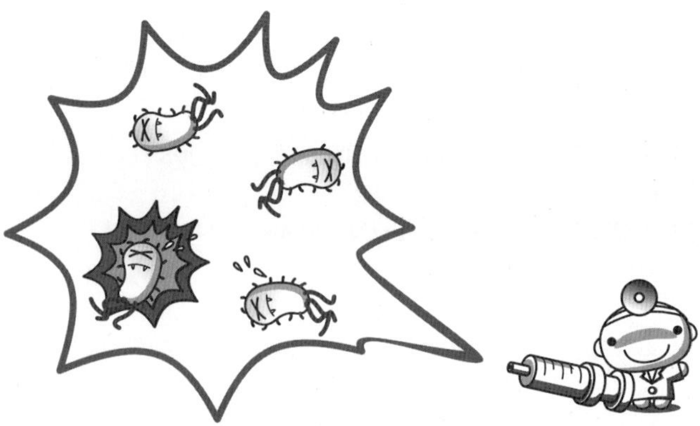

그림 3-5 열성 호중구 감소증의 치료 흐름표(flowchart)

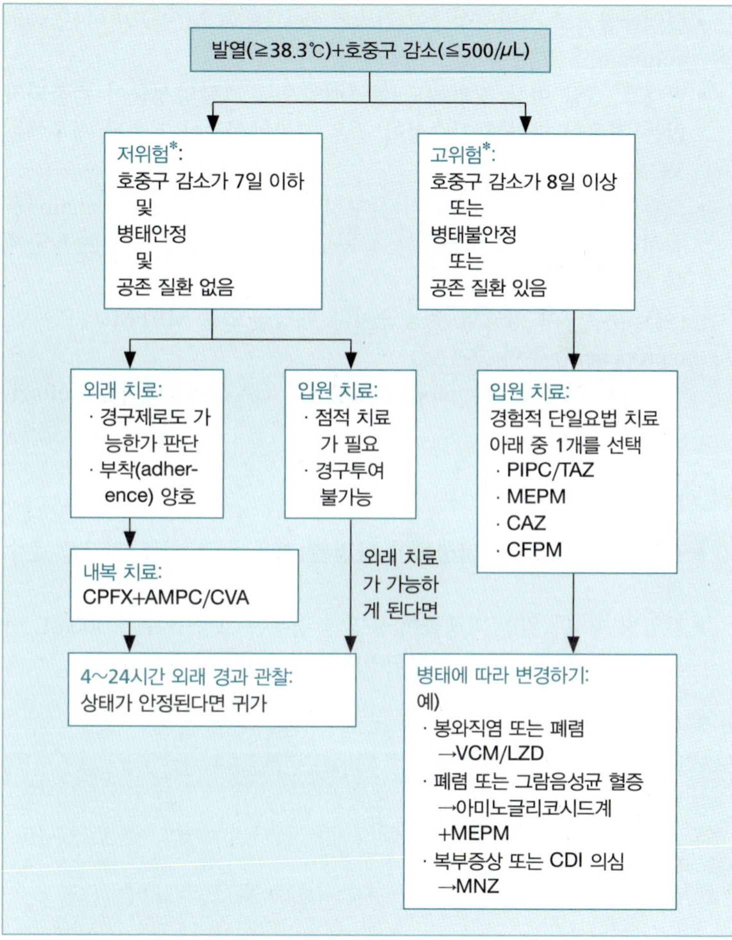

36

* 위험 분류는 MASCC score(표 3-7)를 기준으로 해도 좋다.
고위험: 21점 미만, 저위험: 21점 이상

(Freifeld AG, et al. Clin Infect Dis. 2011; 52(4): 427-31. by permission of Oxford University Press)

◎ 특이적 치료

- 혈액배양으로 그람양성균이 검출된 경우는 VCM(반코마이신, vancomycin)을 추가한다.
- 반대로, **3일 이상 경과해도 혈액배양으로 그람양성균이 검출되지 않는 경우나 다약제 감수성이 좋은 그람양성균이 검출된 경우에는 VCM을 중지한다.**
- 그람음성막대균이 검출되어 감수성이 양호하다면 de-escalation을 실시하지만 녹농균인 경우는 녹농균에 대한 감수성이 있는 항균제를 사용한다.

  (예) 감수성이 양호한 녹농균이나 대장균으로 MEPM(메로페넴, meropenem) 투여 중지

  → PIPC(피페라실린, piperacillin)이나 CAZ(세프타지딤, ceftazidime)으로 변경.

◎ 치료 기간

- 감염병변이나 원인 미생물이 판명된 경우는 그 치료 기간을 준수한다.
- 감염병변이나 원인 미생물이 불명인 경우는 호중구 수가 500/μL 이상으로 회복하고 해열, 안정되었다면 항균제는 중지해도 좋다.

표 3-7 MASCC score

항목	점수
무증상 또는 경증상인 열성 호중구 감소증이다	5
혈압이 저하되지 않는다(수축기혈압>90mmHg)	5
COPD가 아니다	4
고형종양이나 혈액 악성종양 및 과거에 진균감염증의 이환 기왕이나 이환이 의심되는 치료력이 없다	4
수액이 필요한 정도의 탈수 증상이 아니다	3
중등도 증사인 열성 호중구 감소증이다	3
외래 통원인 환자이다	3
60세 미만이다	2

(With kind permission from Springer Science+Business Media: The Multinational Association for Supportive Care in Cancer risk index: A multinational scoring system for identifying low-risk febrile neutropenic cancer patients. vol. 18, 2000, 3038-51, Klastersky J, et al. © Springer Science+Business Media/Journal of Clinical Oncology/2015)

▣ 패혈성 쇼크(septic shock)

◎ 포인트

- 패혈증이란 감염증으로 인해 생긴 SIRS(systemic inflammatory response syndrome) 상태이며 수액에 반응하지 않는 혈압 저하를 동반하는 경우를 패혈쇼크라고한다. 뇌수막염, 열성 호중구 감소와 함께 감염증 긴급이다.
- 혈액배양 2세트와, 다른 필요한 배양검체를 하여 빠르게 경험적 치료를 시작한다.
- **감염병변이 확실한 경우는 각각 예상했던 미생물에 대한 경험적 치료를 시작한다.**
- 감염병변이 확실하지 않은 경우는 빈도가 높은 감염병변(폐렴, 요로감염, 복강 내 감염, 피부연부조직의 감염)이나 놓치기 쉬운 감염병변(전립선염, 담관염, 항문 주위 농양, 피부관절 연부조직 감염, 감염성 심내막염 등)을 의식적으로 찾으면 좋다.
- 영상진단도 빠르게 실시한다. 감염병변을 좁힐 수 없다면 배양을 시행한 후에 처음에 예상되는 감염병변과 미생물을 넓게 커버해 둔다. 커버에 필요하다면 항균제가 3~4제 병용되는 경우나 처음부터 VCM(반코마이신, vancomycin)이나 항진균제를 사용하는 경우도 있다. 배양을 확실히 실시하여 원인균이 판명된다면 de-escalation 하면 좋다.
- 지지 치료에 대해서는 집중 치료의에게 상담하는 것이 바람직하지만, 수액은 생리식염액 또는 세포외액, 알부민(albumin)을 투여하고(3호액은 안 된다) 승압제는 노르아드레날린(noradrenalin)을 사용하여 목표치를 향해 바이탈이나 젖산 수치의 개선을 목표로 한다. 트롬보모듈린α(thrombomodulin alfa), 내독소(endotoxin) 흡착요법, 감마글로불린(gamma globulin) 요법 등의 보조 치료도 효과에 대해서 의견이 나뉘어 있다. 비용에 비해 효과가 정해지지 않은 치료법이므로 실시 여부에 대한 판단은 집중 치료의와 상담하는 것이 바람직하다.

◎ 초기 치료

지역사회 감염, 면역부전 없음:

- □ **CTRX(세프트리악손, ceftriaxone) 2g을 24시간마다**
- □ ±GM(겐타마이신, gentamicin) 5mg/kg을 24시간마다
- □ ±MINO(미노사이클린, minocycline) 100mg을 12시간마다[야외 레크리에이션 기록(캠프, 트레킹, 하천에서의 수영 등), 동물과의 접촉, 찔리거나 발진 등의 리케치아감염(rickettsial infection)의 병력 또는 신체소견이 있는 경우]
- □ ±VCM[(반코마이신, vancomycin)(CA-MRSA나 DRSP의 커버가 가능한 경우]

의료기관 관련 감염:

- 아래의 3제 중 어떤 것을 선택할지는 병원 내 지역사회 인자를 검토하고 내성균이 적으며 효과적인 약제를 고른다('약제 감수성 표' 108페이지 참조).

□ **CFPM(세페핌, cefepime) 2g을 12시간마다**
혹은
□ **TAZ/PIPC 4.5g을 8시간마다** ①
또는
□ **MEPM(메로페넴, meropenem) 1g을 8시간마다**

- 카테터 관련 혈류감염, 이물의 존재, 투석 환자, 피부감염증 등이 있으며 MRSA(메티실린내성 황색포도상알균, methicillin-resistant *Staphylococcus aureus*) 위험이 있는 경우는 VCM도 함께 병용한다.
  → □ **①+VCM 1g을 12시간마다**
- 내성경향인 강한 그람음성막대균으로 인한 감염 위험이 높은 경우(이미 여러 항균제 투여력이 있거나 내성그람음성막대균이 정착하고 있고 입원 일수가 길며 병원 내에 내성 그람음성막대균이 만연하고 있는 등)에는 아미노글리코시드계 또는 뉴퀴놀론계를 병용해도 좋다.
  → □ **①±LVFX(레보플록사신, levofloxacin) 750mg을 24시간마다**
  또는
  □ ①±GM(겐타마이신, gentamicin) 5mg/kg을 24시간마다
- 게다가 위험이 있는 경우[호중구 감소, 3차성 복막염, 장기 금식·TPN(완전

37

비경구영양법, total parenteral nutrition)에서의 카테터 관련 혈류감염, 장기항균제 투여, 복수의 칸디다균 정착이 있는 등]로 중증인 경우에는 칸디다 커버를 위해 항진균제를 병용.
→ ㅁ ①±**MCFG(미카판긴, micafungin) 100mg을 24시간마다**

◎ 특이적 치료

- 원인 미생물이 확인된 후에는 적절한 항균제로 de-escalation한다.
- 그람음성균인 경우는 농양 등 합병증이 없다면 10~14일간을 기준으로 투여한다.

황색포도알균인 경우 감염성 심내막염이나 전이 병변을 반드시 확인한다. 감염성 심내막염 등 합병증이 배제된다면 2주간, 배제되지 않는다면 4~6주간 투여한다.

- 칸디다인 경우는 안과와 상담하여 안저 확인이 바람직하다.

주) Early goal directed therapy(EGDT)의 효과에 대해서 부정적인 보고가 이어지고 있지만 비전문의가 패혈증 환자를 관리하는 경우의 기준으로 참고가 된다고 필자는 생각한다.

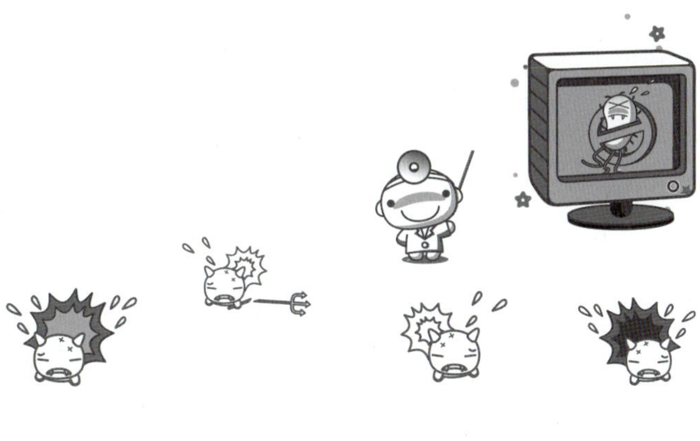

그림 3–6 패혈증의 초기소생 예

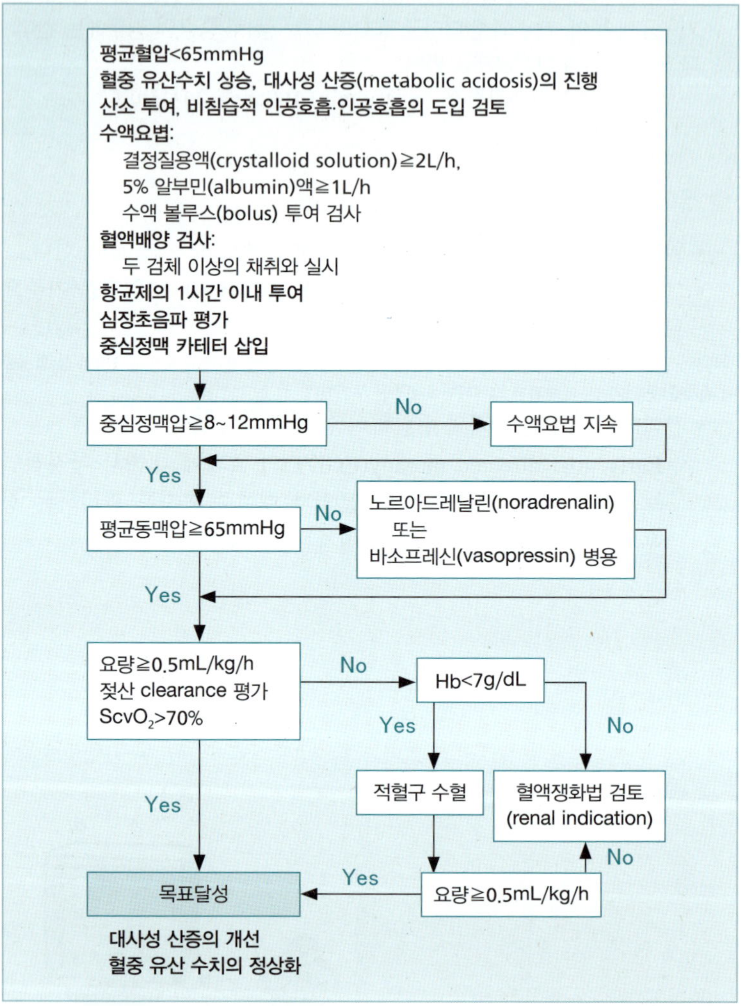

(一般社団法人 日本集中治療医学会 Sepsis Registry 委員会編. 日本版敗血症診療ガイドライン. 東京: 日本集中治療医学会, 2013: 45より)

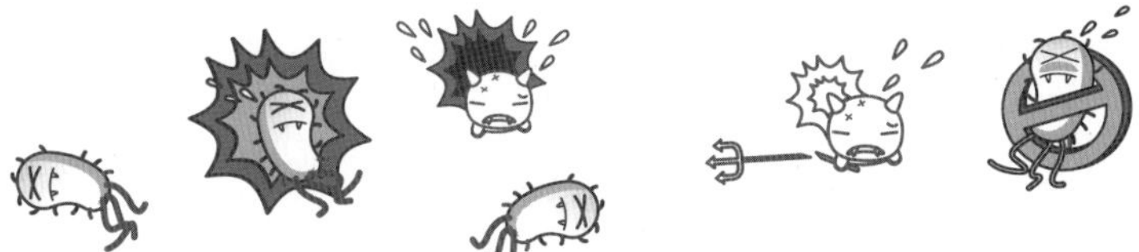

※ 주요 감염증의 항균제 투여 기간

항균제 투여 기간은 해열이나 C 반응성 단백 시험(C-reactive protein, CRP) 수치로 결정하지 않는다. 장기, 미생물, 환자의 상태를 종합 판단하여 결정한다. 투여 기간은 기준이 있어 적어도 그 기간은 투여한다.

질환	원인	투여 기간
세균혈증	그람음성막대균	10~14일간
	황색포도알균	14~28일간
	칸디다(*Candida*)	최종 혈액배양 음성에서 14일간
급성 골수염		6~8주간
만성 골수염		3개월 이상, 적혈구침강속도(blood sedimentation rate) 정상화
화농성 관절염	황색포도알균, 그람음성막대균	14~28일간
	사슬알균, Hib	14일간
	임균	7일간
	인공관절	6주간
인두염	A군 β용혈사슬알균, group A β-hemolytic *Streptococcus*)	10일간
급성부비강염		10~14일간
급성중이염		5~10일간
만성기도감염증 악화		7~10일간
폐렴	클라미디아(*Chlamydia*)	10~14일간
	재향군인병(legionnaires disease)	14~21일간
	미코플라스마(*Mycoplasma*)	10~14일간
	폐렴알균	해열 후 3일간
	폐포자충증(pneumocystis)	HIV(human immunodeficiency virus) 21일간
		non-reactive HIV 14일간
노카르디아(*Nocardia*)		6~12개월간
결핵		6~9개월간
폐화농증		음영소실까지, 6~12주간
뇌수막염	폐렴알균	10~14일간
	수막알균	7일간
	리스테리아(*Listeria*)	14~21일간

질환	원인	투여 기간
뇌농양		4~6주간
심내막염	사슬알균	4주간
	황색포도알균	4~6주간
	장알균	4~6주간
	인공판막	6주간 이상
감염성 장염	CD(클로스트리듐 디피실, *Clostridium diffcile*)	10일간
	캄필로박터(*Campylobacter*)	7일간
	살모넬라(*Salmonella*)	14일간
	이질	3~5일간
	아메바	5~10일간
여행자 설사 (traveler's diarrhea)		3일간
장티푸스		5~14일간
담낭염		담적 후, 3~7일간
특발성세균성 복막염		10~14일간
속발성 복막염		수술 후, 7일간
간농양	세균	4주간~6주간
	아메바	10일간
방광염		3일간
신우신염		14일간
급성전립선염		2~3주간
만성전립선염		3~4개월간
요도염	임균	1회
	클라미디아(*Chlamydia*)	7일간
봉와직염		피부 염증이 치료된 후 3일간
클로스트리듐 (*Clostridium*) 가스괴저		10일간
괴사성 근막염		양호한 육아가 형성될 때까지

〈참고문헌〉

1. Bartlett JG. Auwaerter PG, Pham PA. Johns Hopkins ABX Guide: Diagnosis and Treatment of Infectious Diseases 2012, 3rd ed. Burlington: Jones & Bartlett Learning, 2011.
2. Gallagher JC, MacDougall C. Antibiotics Simplified, 3rd ed. Burlington: Jones & Bartlett Learning, 2013.
3. Mandell GL, Bennett JE, Dolin R. Mandell, Douglas, and Bennett's Principles and Practice of Infectious Diseases, 7th ed. Philadelphia: Churchill Livingstone/Elsevier, 2009.
4. Gilbert DN, Moellering RC, Eliopoulos GM, et al. The Sanford Guide to Antimicrobial Therapy 2007, 37th ed. Sperryville: Antimicrobial Therapy, lnc., 2007.
5. Hirota M, Takada T, Kawarada Y, et al. Diagnostic criteria and severity assessment of acute cholecystitis: Tokyo Guidelines. J Hepatobiliary Pancreat Surg 2007; 14: 78-82. PMID: 17252300
6. Wada K, Takada T, Kawarada Y, et al. Diagnostic criteria and severity assessment of acute cholangitis: Tokyo Guidelines. J Hepatobiliary Pancreat Surg 2007; 14: 52-8. PMID: 17252297
7. Li JS, Sexton DJ, Mick N, et al. Proposed modifications to the Dukecriteria for the diagnosis of infective endocarditis. Clin Infect Dis 2000; 30: 633-8. PMID: 10770721
8. Dellinger RP, Levy MM, Rhodes A, et al; Surviving Sepsis Campaign Guidelines Committee including the Pediatric Subgroup. Surviving sepsis campaign: international guidelines for management of severe sepsis and septic shock: 2012. Crit Care Med 2013; 41: 580-637. PMID: 23353941
9. Klastersky J, Paesmans M, Rubenstein EB, et al. The Multinational Association for Supportive Care in Cancer risk index: A multinational scoring system for identifying low-risk febrile neutropenic cancer patients. J Clin Oncol 2000; 18: 3038-51. PMID: 10944139
10. American Thoracic Society; Infectious Diseases Society of America. Guidelines for the management of adults with hospital-acquired, ventilator-associated, and healthcare-associated pneumonia. Am J Respir Crit Care Med 2005; 171: 388-416. PMID: 15699079
11. Tunkel AR. Hartman BJ. Kaplan SL, et al. Practice guidelines for the management of bacterial meningitis. Clin Infect Dis 2004; 39: 1267-84. PMID: 15494903
12. Bayer AS, Bolger AF, Taubert KA, et al. Diagnosis and management of infective endocarditis and its complications. Circulation 1998; 98: 2936-48. PMID : 9860802
13. Manian FA. IDSA guidelines for the diagnosis and management of intravascular catheter-related bloodstream infection. Clin Infect Dis 2009; 49 : 1770-1; author reply 1771-2. PMID: 19891568

14. Freifeld AG, Bow EJ, Sepkowitz KA, et al. Clinical practice guideline for the use of antimicrobial agents in neutropenic patients with cancer: 2010 Up-data by the Infectious Diseases Society of America. Clin Infect Dis 2011; 52: 427-31. PMID: 21205990
15. Schlossberg D. Clinical Infectious Disease. Cambridge: Cambridge University Press, 2008.
16. 浦部晶夫, 島田和幸, 川合眞一編. 今日の治療薬 2015. 東京: 南江堂, 2015.
17. 福井次矢, 黒川清監. ハリソン内科学 第4版. 東京:メディカル·サイエンス·インターナショナル, 2013.
18. 岩田健太郎監訳. WM 感染症科コンサルト. 東京:メディカル·サイエンス·インターナショナル, 2006.
19. 米国小児科学会編. 岡部信彦監. 最新感染症ガイド. R-BOOK 2006. 東京: 日本小児医事出版社, 2006.
20. 岩田健太郎, 宮入 烈. 抗菌薬の使い方, 考え方 Ver. 3. 東京: 中外医学社, 2012.
21. 青木 真. レジデントのための感染症診療マニュアル 第3版. 東京: 医学書院, 2015.
22. 藤本卓司. 感染症レジデントマニュアル 第2版. 東京: 医学書院, 2013.
23. 満田年宏. 感染症診療·感染対策に役立つ臨床微生物検査の基礎知識. 東京: 国際医学出版, 2005.
24. 岩田健太郎監修. 岡 秀昭監訳. 感染予防, そしてコントロールのマニュアル. 東京: メディカル·サイエンス·インターナショナル, 2013.
25. 大曲貴夫監. 倉井華子, 冲中敬二, 岸田直樹編. がん患者の感染症診療マニュアル 改訂 2版. 東京: 南山堂, 2012.
26. 矢野晴美. 感染症まるごとこの 1冊. 東京: 南山堂, 2011.
27. 星 哲哉. Step by stepでよくわかる一般外来での感染症診療のアプローチ一最前線の現場に必要なPrinciplesとPractice-. 東京: 文光堂, 2012.
28. 山本舜悟編著. かぜ診療マニュアル-かぜとかぜにみえる重症疾患の見わけ方. 東京: 日本医事新報社, 2013.

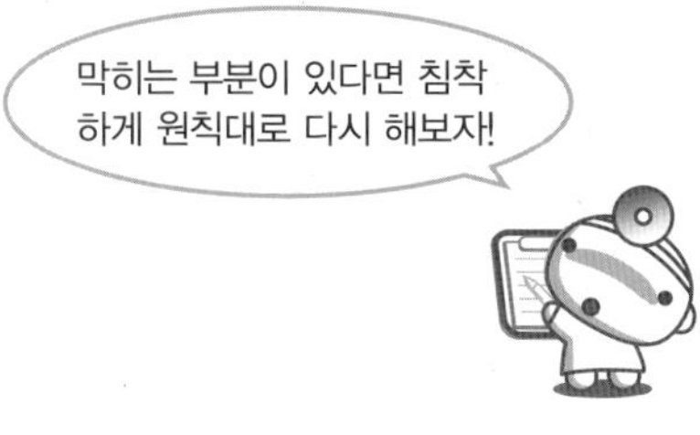
막히는 부분이 있다면 침착
하게 원칙대로 다시 해보자!

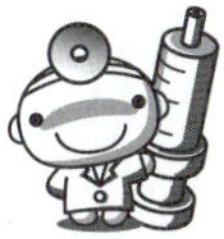

찾아보기

한글 찾아보기

[ㄱ]

[ㄴ]

[ㄷ]

[ㅎ]

영문 찾아보기

[A]

[B]

[C]

[D, E]

[F]

[G]

[H, I, K]

[L, M]

[N, O, P]

[Q, R, S]

[T]

[V, W, Z]

기타